即役立つ！

絶対身につけたい
効果的な
症例プレゼンテーションの
仕方とその応用

著　見坂 恒明

兵庫県立丹波医療センター内科（総合診療）／
神戸大学大学院医学研究科 地域医療支援学部門

JN047176

は じ め に

　私の主勤務地である兵庫県立丹波医療センターは、2019 年 7 月に新築オープンしました。旧病院の兵庫県立柏原（かいばら）病院は、「県立柏原病院の小児科を守る会」に代表されるように医師不足による医療崩壊を経験した病院です。2013 年に、前病院長の秋田穂束先生が赴任され、優れた医学教育を提供し続けることで、若手医師にとって魅力ある病院にしようと取り組んでいます。私は 2015 年より、神戸大学大学院医学研究科地域医療支援学部門 特命教授 兼 県立柏原病院（現丹波医療センター）地域医療教育センター長として赴任し、卒前・卒後教育の中心を担う立場となりました。初期研修医をはじめ、内科や総合診療科の専攻医・上級医の指導も行っております。診療においては丹波医療センター総合診療科の科長として、また同じ敷地内に併設する丹波市ミルネ診療所の相談役として、診療の質向上に努めています。こうした取り組みが評価され、日本全国で地域医療に貢献した 50 歳以下の医師に贈られる、第 9 回「やぶ医者大賞」を 2022 年に受賞しました。俗に、診断や治療が下手な医者を「やぶ医者」と言いますが、「やぶ医者」という表現は、本来名医を現す言葉であって、今言われている下手な医者のことではありません。ある名医が但馬の養父（やぶ）という所にひっそりと隠れるように住んでいて、土地の人に治療を行っていました。死にそうな病人を治すほどの名医で、その評判は広く各地に伝わり、多くの医者の卵が養父の名医の弟子となりました。養父の名医の弟子と言えば、病人もその家人も大いに信頼し、薬の力も効果が大きかったようです。それをまねた下手な医者が「やぶ医者」として世の中に横行し（いわゆる詐欺ですね）、それが「下手な医者＝やぶ医者」と認識されるようになったようです。日本医師会の後援のもと、「本来の優秀な医者＝やぶ医者」として、兵庫県養父（やぶ）市が、町おこしの一環としてこのプロジェクトを行っておられます。地域医療の実践者が過去受賞されているこの賞ですが、地元兵庫県では初めて、また医学教育での評価として初めて、この賞を受賞しました。

　前病院長の秋田穂束先生は、丹波医療センターを「地域医療のメッカ」「総合診療のメッカ」にしたいととり組んでおられました。私はその意思を継ぎ、それを実現すべく実践しております。

本書『即役立つ！　絶対身につけたい効果的な症例プレゼンテーションの仕方とその応用』は普段、丹波医療センターで行っているレクチャーや、同院基幹の総合診療プログラム「兵庫県地域医療総合診療専門医プログラム」のメンバーが主体となり、2022年2月に第17回若手医師のための家庭医療学冬期セミナーで行ったワークショップの内容をブラッシュアップし作成しております。同セミナーでは、共同講師として、合田建（神戸大学大学院医学研究科地域医療支援学部門／兵庫県立丹波医療センター）、水谷直也（兵庫県立丹波医療センター／ミルネ診療所）、京谷萌（同）、鈴木智大（同）、藤川萌恵美（同）、荒木昭博（兵庫県立丹波医療センター研修医）、園田育未（同）田口真理（同）、松浦泰葉（同）が協力してくれました（敬称略、所属は当時。また全員、本総合診療プログラム経験者）。また、本書作成にあたり、症例選定やまとめをミルネ診療所所長 樫木孝次先生にお手伝いいただきました。そして、本書のもとになった「効果的な症例プレゼンテーションの仕方」のスライドの原型は、私の前所属である、自治医科大学地域医療学センター総合診療部門の同僚で現講師の山本祐先生が作成し、自治医大附属病院のオリエンテーションでも使用しているもので、今回の出版化にもご快諾いただきました。

　山本祐先生、前上司の松村正巳地域医療学センター長、および勉強会や本書作成にご協力いただいた方々に感謝申し上げます。

2024年3月　兵庫県立丹波医療センター
地域医療教育センター長
見坂恒明

→兵庫県立丹波医療センター地域医療教育センターホームページ

Contents

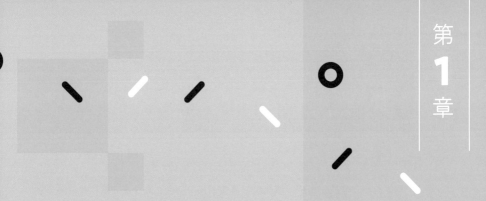

第 1 章

症例プレゼンテーションには、
どんな意義があるか？

1 プレゼンテーションについて 考えてみましょう

プレゼンテーションを行っていますか？

　皆さんは、臨床実習や、研修などの実臨床、学会発表など、様々な場面で症例プレゼンテーションを行う機会に遭遇すると思いますが、そもそもプレゼンテーションについてよく考えられたことはありますか？

　例えば、洋服を買いに行ったとき、店員さんが似合う服を持って来てくれて、「Aの服は○○がよくてあなたに似合っていますよ、またBという服は△△がよいですよ。Aのメリットは○○で、Bのメリットは△△です。デメリットは××です」というような話をされたことはありませんか？

　また、パソコンショップに行って、店員さんと「このパソコンは○○が推しです。デメリットは△△です。あなたの予算や用途を考えると、これがよいと思います」というような会話をした経験はありませんか？

　日常生活の中でもいろいろなところで、プレゼンテーションが行われています。プレゼンテーションとは、自分の思っていること、あるいは自分が知り得ている情報を正確に相手に伝えることです。そして、相手に納得してもらうためのスキルも必要といえるでしょう。

　症例プレゼンテーションも同様で、自分の知り得ている情報やアセスメント・プラン、コンサルテーションしたい事柄を相手にいかにうまく伝えることができるかが重要です。そのために、一定のスキルが必要となります。

プレゼンテーションの基本

　相手に情報をうまく伝えるには、聞き手のニーズに合わせたプレゼンテーションが必要です。同時に、順序やフォーマットなどは一定の共通認識に基づいて行われる必要があります。そして、それをいかに上手に伝えるかも重要です。

聞き手のニーズ

「電子レンジが欲しい」といっているお客さんに対して、オーブントースターの話はするかもしれませんが、電気ポットや冷蔵庫の話はしませんよね。ましてや、パソコンの話をすることはないと思います。

外科の症例カンファレンスでは、すでに診断がついている患者に対して、「どのような術式で手術をするか、あるいは手術はしないか」というディスカッションが主になります。このため、聞き手（ここでは外科医）にとっては、主訴や病歴の価値は少し下がります。患者本人の考え方（こうなりたい、手術に関する思い、輸血についての見解など）や日常生活動作などが、主訴や病歴より大事になります。また、CT や内視鏡などの画像検査や組織学的検査は、より重要な位置づけとなります。さらに、胸部 X 線で異常陰影を指摘された患者では、その胸部 X 線がどのような画像だったのか、胸部 CT はどのようなものだったのかは、聞き手にとって早く欲しい情報です。そのため、症例プレゼンテーションの早い段階で、その情報提示が必要となってきます。少なくとも心電図やエコー検査よりも先に、胸部 X 線の情報をプレゼンテーションで述べる必要があります。

症例プレゼンテーションでは、主なものとして 10 分程度ですべてを述べるフルプレゼンテーションの他に、5 分程度で少し内容を絞って行うプレゼンテーション、ベッドサイドなどで行う 1 ～ 2 分程度の簡潔なプレゼンテーションなどがあります。フルプレゼンテーションではすべてを伝える必要がありますが、時間配分も考慮しつつ、限られた時間の中で、聞き手のニーズを優先して伝えましょう。

なお、第 3 章（→ P.35）で、症例プレゼンテーションの基本型を提示します。聞き手のニーズを踏まえて、応用してください。

順序やフォーマット

症例プレゼンテーションには、一定の型（フォーマット）があります。診療科や診療医療機関、大学の流派によって多少は異なるかもしれませんが、まずは、今学習している（診療している）ところの一定の型（フォーマット）に従いましょう。「○○診療科であれば、△△のことについて詳しく言及する」といった決まりがあると思います。例えば、呼吸器内科であれば家屋の状況、感染症科であれば海外渡航歴、小児科であれば発育歴や兄弟姉妹、保育園などの通所

やそこでの流行疾患、産科であれば妊娠・出産歴や最終月経の状況など、特に外してはいけない項目があります。

　また、プレゼンテーションの順序も大切です。「病歴→身体所見→検査所見→アセスメント→プラン」の順でプレゼンテーションを行うことが多いと思いますが、診療科によっては、内視鏡所見が CT 所見よりも先であったり、既往歴や生活歴を現病歴より優先させたりすることもあるかもしれません。また、在宅医療の患者では、本人の日常生活動作や健康観、家族構成や主介護者などの家族歴や生活歴に主眼を置きます。

　このように、診療科によっていろいろな細則はありますが、定められた順序やフォーマットに従って症例をプレゼンテーションするのがよいでしょう。

　しかし、型（順序やフォーマット）が特に決まっていないのであれば、症例プレゼンテーションの基本を学ぶことが何より大切です。残念ながら、この症例プレゼンテーショの基本をしっかり教育している医療機関は多くはないのかもしれません。診療科によっては十分配慮していないところもあるでしょう。また、しっかり教育したいけれども、どのように系統立って行うか、自分（たち）でまとめるのは手間と労力がかかり、なかなか教育にまでたどり着かないことも実際によくあると思います。

　そして、<u>症例プレゼンテーションの時間を意識することも重要です。</u>一般的には、フルプレゼンテーションは 10 分以内で（できれば 7 分で）行うのがよく、構成と時間配分は表 1-1 のようになります[1]。

表 1-1　プレゼンテーションの構成と時間配分

1. Subjective	Opening Statement、主訴 現病歴 既往例 生活歴	2〜3分
2. Objective	身体所見 診断学的検査 まとめの言葉（サマリー）	1〜2分
3. Assessment & Plan	プロブレムリスト アセスメント・プラン その他	2〜3分

（岸本暢将，編著．米国式 症例プレゼンテーションが劇的に上手くなる方法—病歴・身体所見の取り方から診療録の記載，症例呈示までの実践テクニック．羊土社，2004 より引用）

　経過が長い、あるいは複雑な病歴では、現病歴がもう少し長くなることもあります。また、プロブレムリストが多数ある症例では、アセスメントやプラン

にもう少し長い時間を要することがあります。そのため、この方法で進めると、シンプルな症例は 5 ～ 6 分くらいでプレゼンテーションができますし、複雑な症例は 10 分程度かかります。

　時間軸や論理の流れの順序を守り、一定の型（フォーマット）に沿って症例プレゼンテーションを行いましょう。

いかにうまく伝えるか

　どんなに良い症例を扱っていても伝わらなければ意味がありません。いかにうまく伝えるかがとても大事です。プレゼンテーションを行う際に押さえておくべき要素として、「5 finger rules」と呼ばれるものがあります（表 1-2）[2]。

表 1-2　5 finger rules

①音量（volume）	④音程（pitch）
②速度（speed）	⑤間（interval）
③つなぎ言葉（filler words）	

（松尾貴公, 水野篤. あの研修医はすごい！と思わせる症例プレゼン　ニーズに合わせた「伝える」プレゼンテーション. 羊土社. 2019. pp49-54. より引用）

①音量

　ぼそぼそと小さな声でしゃべっていては、何をしゃべっているのか聞き取れません。お腹に力を入れて、しっかり話すことが大切です。声が大きすぎて"騒音？"といわれることも想定されますが（笑）、声が大きすぎて聞き取れないといわれるプレゼンテーションを聞いたことはないので、大きい分には問題ないでしょう。

②速度

　話す速度には、ある程度聞き取りやすい速度があります。あまりに速いと聞き取れません。逆にゆっくりすぎるのも、聞いていてイライラするかもしれません。緊張してしゃべりが速くなる人、あるいは遅くなる人がいます。自分がどちらのタイプなのかをしっかり認識して、速くなる人はゆっくり、遅くなる人は速めにしゃべるように心がけましょう。

③つなぎ言葉

つなぎ言葉とは、文頭や、文と文の間に出てくる「えー」「あのー」「えっと」「まあ」などのことです。プレゼンテーションの最中に、癖でこういったつなぎ言葉がたくさん入る方がいます。経験では 10 分間のフルプレゼンテーションの中で 30 回以上、このつなぎ言葉が入っていた方もいます。日常会話ではよく使用するため気に留めないことも多いのですが、症例プレゼンテーションの場では、聞き手の集中力をそぎます。

つなぎ言葉が多い方には、それを伝え、減らす意識を持たせることで、確実に少なくすることはできます。もし、そのような場に遭遇したら、プレゼンターに、つなぎ言葉が多く聞き取りづらいことを伝えてあげることも大切です。時間はかかるかもしれませんが、確実につなぎ言葉が減るでしょう。

④音程

ここでいう音程は抑揚のことです。一定の音量でしゃべるのではなく、より重要な強調したいことは、強調してアクセントをつけることで、よりうまく伝わります。

⑤間

間の取り方次第で、プレゼンテーションが良くなります。これは恣意的に"間"、つまり沈黙を作り出すことです。例えば、表 1-1 の Subjective から Objective に変わるところで少し間をあける、画像の提示に合わせて間を設けてしゃべるなど、効果的に使ってください。なお、院内の定期症例カンファレンスなどで、網羅的に行う症例プレゼンテーションにおいては、間はあまり使用しない（できない）かもしれませんが、講演などのじっくりと時間をかけて行う症例プレゼンテーションでは、質問して聴衆に考える時間を与えるために間を設けたり、意見が出てこないときに意見を待つために間を設けたりすることは非常に有効です。

症例プレゼンテーションは、聞き手のニーズに合わせて、順序やフォーマットなどを守ることが重要です。「いかにうまく伝えるか」を常に意識してください。聞き手の前でプレゼンテーションをすることは緊張しますが、プレゼンテーションが終わった後はホッとするだけではなく、うまく伝わったかのフィードバックを受け取るようにしましょう。そして、繰り返し練習・修練することが上達の近道です。

TIPS

● 症例プレゼンテーションの基本は、聞き手のニーズに合わせること、順序やフォーマットを守ること、いかにうまく伝えるかを意識することである。

● うまく伝えるために「5 finger rules」を意識する。

2 症例プレゼンテーションの意義

　症例プレゼンテーションの意義について考えられたことはありますか？　自分が相手にしゃべることで精一杯という方が多いかもしれません。「症例プレゼンテーションは大事です」という話は、いろいろな場面で聞かれると思いますが、その理由は、そこには何らかの医学的に重要な要素とニーズがあるからです。ここでは、症例プレゼンテーションの意義について述べていきます。

医療者にとっての意義

　症例プレゼンテーションの意義の一つに、<u>医療スタッフ間の情報共有や正確な医療情報の伝達があります。</u>情報共有や正確な医療情報の伝達が求められる例として、勤務時間の交代での申し送り、多職種間でのカンファレンスなどがあります。また、カルテの記載もそうです。そのため、意味のわかりにくい、あるいはその専門診療科でしか通用しないような略語や造語の使用は極力避けたいものです。

　例えば、

> 急性冠症候群　acute coronary syndrome：ACS
> 虫垂炎　Appendix：アッペ

などは、比較的日本全国で共通した略語や造語ですので、使用には問題はないでしょう。

　しかし、

> 尿中肺炎球菌検査・尿中レジオネラ検査：ハイレジ
> ※肺炎球菌の"ハイ"とレジオネラの"レジ"を組み合わせた造語

といった言葉は、ローカル性が高いと思います。

その他にも、例えば、

> 膠原病などによる二次性間質性肺炎の鑑別のためのセット検査：間質性肺
> 炎セット
> ※血液検査で KL-6 の他、抗核抗体・SS-A 抗体・SS-B 抗体・抗 CCP 抗体・
> 　補体・抗 MDA5 抗体・抗 ARS 抗体・抗 TIF-1 γ 抗体

のように、医療機関によってセットの組み方は異なることがあり、同じ土俵で
語れません。具体的な項目を述べるべきです。

研修医・専攻医にとっての意義

　<u>患者情報を簡潔にまとめることで、医学知識の獲得と疾患に対する理解</u>
<u>を深めることができます。</u> 研修医や専攻医に、どんどん症例プレゼンテーショ
ンを行ってもらいたいのは、まさにこのためです。

　良いプレゼンテーションをするためには、患者から良質な情報をより多く聴
取し、医学的に組み立てなおし、記録することが第一歩です。必要な情報をしっ
かりと聴取し、カルテに正確に記録して、医学的にまとめなおすことが、良い
プレゼンテーションの第一歩です。

　なお、救急外来での緊急対処的な記載や、上級医が忙しい外来の合間で聴取
した要点だけをまとめたカルテ記載は、やむをえないと思います。しかし、そ
の患者を引き継いで主治医チームの一員となったのに、これらのカルテをその
ままコピー＆ペーストして丸写ししただけでは、不十分なカルテ記載になるこ
とがあるので注意しましょう。

　追加の問診、診断に至るための基本的な項目の追加の聴取、病歴のまとめ直
し、関連する項目の陽性所見や陰性所見の追加、より深めたアセスメントや今
後のプラン、診断や治療プランだけではなく教育プランや福祉プランの構築な
どを自分で整理する過程で、医学知識の獲得と疾患に対する理解を深めること
ができます。そしてそれが、良い症例プレゼンテーションに転用できます。な
お、症例プレゼンテーションを行うときは、まとめられた病歴やカルテ記載を、
丸読み・棒読みするのではなく、必要な内容とそうでない内容を仕分けして、
うまくまとめてプレゼンテーションしましょう。

指導医にとっての意義

指導医は、症例プレゼンテーションを通じて、研修医や専攻医の理解度を確認・評価することができます。同時に、アセスメントの医学的妥当性と治療方針の確認もできます。研修医や専攻医が行った症例プレゼンテーションにおいて、どの病歴や項目を重視したかで、その疾患に対する理解の深さを把握できます。そして、症例プレゼンテーションに加えて、症例に対する質疑応答の受け答えを通じて、疾患理解や患者把握度を評価できます。

例えば、以下のような場合です。

＜黄色ブドウ球菌血症の症例＞
通常の症例プレゼンテーションで述べることが少ない、爪下線状出血、眼瞼結膜の出血、Osler 結節、Janeway 発疹などの所見を述べることにより、感染性心内膜炎を意識していることがわかる。

＜ 70 代の急性肺炎の症例＞
肺炎球菌ワクチンを接種しているかという質問の受け答えで、今後の教育計画・予防計画を意識しているかどうかがわかる。

患者にとっての意義

患者にとっての意義は、円滑で質の高い治療を受けられることです。
先述のとおり、症例プレゼンテーションを通じて、現場では医療スタッフ間の情報共有が行われ、研修医・専攻医は患者情報を簡潔にまとめることで、その臨床能力が向上します。また、カルテ記載や症例プレゼンテーションの内容により、アセスメントの医学的妥当性や検査・治療方針に問題がないか、必要な検査や治療の見逃しがないか、過剰な検査をしていないかなどを確認できます。そして指導医は、研修医や専攻医の臨床推論能力と疾患の理解度を確認・評価することができ、そのアセスメントの医学的妥当性や治療方針の確認を行うことができます。

これにより、患者は質の高い医療が受けることができます。良質な症例プレゼンテーションは、患者にとってもメリットがあるのです。医療者は良質な診療を患者に届けるための一手法として、良質な症例プレゼンテーションを行えるよう努力しましょう。

TIPS

症例プレゼンテーションの意義は、

医療者にとって

→医療スタッフ間の情報共有のため。

研修医・専攻医にとって

→患者情報を簡潔にまとめることによって、医学知識の獲得と疾患に対する理解を深めることができる。

指導医にとって

→研修医の理解度を確認・評価することができる。

→アセスメントの医学的妥当性と治療方針の確認ができる。

患者にとって

→円滑で質の高い治療を受けられる。

一般に良いプレゼンテーションとは、どのようなものでしょうか？　意識されたことはありますか。良いプレゼンテーションの要素として、表1-3が挙げられます。では、症例プレゼンテーションではどうでしょうか？　以下に解説します。

表1-3　良いプレゼンテーション

・目的や論点が明快である（Clear）
・簡潔である（Concise）
・情報が正確である（Precise）
・情報が必要かつ十分である（Pertinent）
・論点が絞り込まれている（Focused）
・ユーモアがある（Humor）

目的や論点が明快である（Clear）

症例プレゼンテーションでは、何を目的にするか、何を論点にするかをはっきりさせる必要があります。そのため以下のように、目的や論点を明快に示す必要があります。

```
＜例＞
・○○の症例についてプレゼンテーションします。
・不明熱の患者の検査でここまで施行しており、○○の疾患は概ね否定で
　きたけれども、今後はどのようなストラテジーで検査を進めていくのが
　よいか相談したいです。
・○○病の△△の治療法について相談したいです。
```

簡潔である（Concise）

　症例プレゼンテーションで、特にすでに診断や方向性が決まっている症例では、より簡潔さが求められます。だらだらと詳細なエピソードを述べていく必要性は低いです。質問されたら返答するくらいでよいでしょう。

> ＜例：急性肺炎のプレゼンテーション＞
> ○　3日前から、38℃の発熱と咳嗽が出現。
> ×　3日前、A百貨店に行っているときに熱感があり、帰宅後に体温を測ると38℃あった。その頃から少し咳嗽も出た。粉塵が舞っていて、それを吸ったせいかもとそのときは思っていた。
> ※後者のような付随的なエピソードは、極力簡素化することに努める。

情報が正確である（Precise）

　症例プレゼンテーションにおいて、正確な情報を伝えるのは当然のことです。そのために、患者からしっかりと正確な病歴聴取を行うことが前提となります。質疑応答に窮して、適当な回答をするのはご法度です。

　一方、患者が乳幼児などの低年齢であったり、発達障害や認知症があったりする場合、あるいは意識障害での受診の場合は、本人から正確な病歴聴取ができない可能性が高いです。その場合、誰から聴取した病歴かが重要となります。症例プレゼンテーションでは、はじめにそのことを伝えましょう。そうすることで、情報の正確性に制限があることを聞き手が把握できます。

　以下のそれぞれの例より、病歴の正確性が変化することがわかるでしょう。誰から病歴を聴取したのか症例プレゼンテーションの最初に述べ、情報の正確性を聞き手に伝えましょう。

> ＜例＞
> ・認知機能に問題のない同居する80歳の妻から病歴を聴取しています。
> ・同居しない50代の息子から病歴を聴取しています。
> ・現場に居合わせた施設職員から病歴を聴取しています。
> ・現場に居合わせておらず、付き添いで来た施設の看護職員から病歴を聴取しています。

情報が必要かつ十分である（Pertinent）

　先述のとおり、症例プレゼンテーションでは簡潔さが求められ、だらだらと詳細なエピソードを述べていく必要性は低いです。そのことにも関連しますが、症例によって必要な情報はある程度決まってきます。診断がついている場合は、教科書的な事柄があるのか・ないのかを、症例プレゼンテーションに組み入れます。また、診断基準や重症度スコアの場合は、症例プレゼンテーションの病歴や検査所見の中に組み入れます。例えば、マイコプラズマ肺炎（を疑う）症例プレゼンテーションでは、学童であれば周囲の流行、成人であれば若年者との接触は、症例プレゼンテーション内に組み入れたい情報です。

　症例プレゼンテーションを行う際、疾患について、教科書的な内容を確認しつつ、どのような情報がプレゼンテーションに必要かを吟味しましょう。また情報を選り好みせず、所見の結果が陽性でも陰性でも、きちんと述べたいものです。

論点が絞り込まれている（Focused）

　症例プレゼンテーションでは、通常、主訴に関連する疾患、入院理由となった疾患などが主に論じられます。なお、他科にコンサルテーションする場合、その診療科に合わせたコンサルテーションを行います。

　例えば、高齢者では他疾患が併存し、様々なプロブレムを抱えていることがよくあります。カルテには、それらプロブレムを逐一記して、それに対応するプランを書いていきます。一方、症例プレゼンテーションでは、それらのプロブレムとそれに対するプランをすべて述べるのではなく、主要なもののみを述べます。何を主に述べるのか、論点を絞り込んでプレゼンテーションを行う必要があるのです。

ユーモアがある（Humor）

　プレゼンテーション内のユーモアは、聞き手の関心を引きます。アイスブレーキングや話題の間などにユーモアを交えることで、聞き手の緊張を和らげる効果があります。また、後に話題が変わることを示唆することで、聞き手の集中力は増します。ただし、これらは何十分という講演会などでは有効な手法ですが、数分から10分以内の症例プレゼンテーションではユーモアは不要だと考えます。これが入ることで、かえって症例プレゼンテーションの時間が長くな

り、集中力を削ぐことになります。ユーモアは状況や内容に応じて、入れるべきか入れないべきか、判断したほうがよいでしょう。

> 📢 **TIPS**
>
> 良いプレゼンテーションは、
> ①目的や論点が明快である（Clear）
> ②簡潔である（Concise）
> ③情報が正確である（Precise）
> ④情報が必要かつ十分である（Pertinent）
> ⑤論点が絞り込まれている（Focused）
> ⑥ユーモアがある（Humor）
> であるが、症例プレゼンテーションでは、ユーモアを省いた①〜⑤が当てはまる。

参考文献
1) 岸本暢将, 編著. 米国式 症例プレゼンテーションが劇的に上手くなる方法―病歴・身体所見の取り方から診療録の記載, 症例呈示までの実践テクニック. 羊土社, 2004.
2) 松尾貴公, 他. あの研修医はすごい！と思わせる 症例プレゼン―ニーズに合わせた「伝える」プレゼンテーション. 羊土社, 2019. pp.49-54.
3) 日本呼吸器学会. 成人市中肺炎ガイドライン 2005.
4) Lim WS, et al. Defining community acquired pneumonia severity on presentation to hospital: an international derivation and validation study. Thorax. 2003; 58: 377-382.

Column.1

つなぎ言葉は矯正できるか？

　かつて10分間のフルプレゼンテーションの中で、「えー」「あのー」「まー」などのつなぎ言葉を頻発する研修医がいました。プレゼンテーション後、「35えー」（10分間のプレゼンテーションで35回えーと言った）などと注意喚起していました。少しずつ矯正していった彼を数年後みかけましたが、プレゼンテーションで不要なつなぎ言葉をほとんど言わないまでにトレーニングされていました。1例経験ではありますが、つなぎ言葉は矯正できると確信しました。

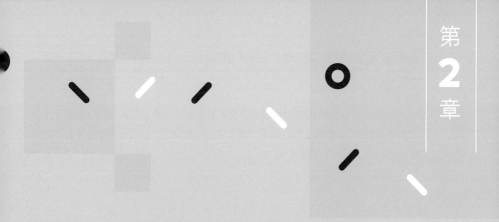

第 2 章

症例プレゼンテーションの前に、
おさえておきたいこと

本章では、症例プレゼンテーションを行う前に、特に臨床推論において重要な要素である、

- 診断プロセス
- Semantic Qualifier（病状や経過を説明する患者の発する具体的な言葉を医学的に分類し、より上位の概念に置き換え、普遍化した用語を用いること）
- System 1（直観的思考）
- System 2（分析的思考）
- その過程で起こり得る「診断エラー」

について概説します。

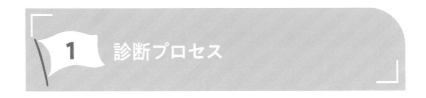

1　診断プロセス

臨床推論

　臨床医が診断を下したり治療法を決定したりする（すなわち臨床決断を下す）際の思考過程を「臨床推論」といいます。これは、すべての臨床医が日常診療の中で行っている作業です。このうち、診断に至るプロセスを「診断プロセス」といいます。

診断プロセスのステップ

　診断への最も重要なプロセスは、表 2-1 の 4 つステップからなります。

表 2-1　診断プロセスのステップ

1.　十分に聴取された病歴
2.　正確に取られた身体診察所見
3.　それらから拾い上げられた問題の描写をもとに立てられた仮説
4.　鑑別診断を挙げること

　診断を行うには、まず、患者から得られた情報を自らの知識と照合し、そして、類似の疾患の中からより確率の高い疾患を認識します。これを「診断仮説の形成」といいます。

まず、病歴聴取から「診断仮説の形成」を行い、身体所見で「仮説」の更なる形成や、その根拠を裏づけるための確認を行います。病歴聴取と身体診察により得られた診断仮説に基づいて、鑑別診断を挙げます。そして診断的検査を行い、確率を高める作業を行います。一方、除外すべき疾患については、確率を低くする作業を進めます。

　初診患者の診療の基本は、患者の基本情報、患者観察、医療面接、身体診察であり、それだけで重要な情報が多く得られます（図2-1)[1]。十分な病歴情報と正確な身体診察所見により、70-90％の患者において、最終診断が予測できるとされています[2]。

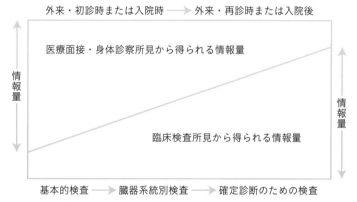

図 2-1　日常初期診療における臨床所見と検査所見から得られる情報量の概念図
（日本臨床検査医学会. 臨床検査のガイドライン JSLM 2009. pp. 305-307 より引用）

　次に、臨床的な各種検査は、医療面接や身体診察により得られた情報をもとにして、検査項目を適切に選択し、検査を行い、その結果を解釈するというプロセスを踏みます。そこから総合的評価・臨床診断を行ったうえで、適切な治療・ケア・予防を行います。また必要に応じて、追加で診察や検査を行っていきます。
　患者の診療は、診察法・検査項目の選択、実行、解釈、判断・評価という連続したサイクルで成り立ち、これはマネジメント・サイクルの plan、do、check、action に相当します（図2-2)[2]。

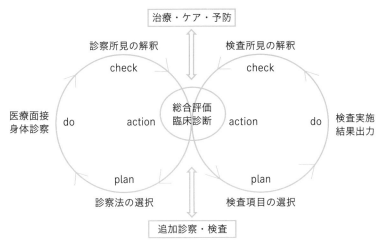

図 2-2　日常初期診療における診察と臨床検査の進め方
(福井次矢, 編著. 診断の考え方. 内科診断学. 医学書院, 2000. pp. 3-21 より引用)

　実際の診療では、医療面接や身体診察所見をもとに、比較的簡便な基本的検査を必要に応じ選択し、診察所見と検査所見を総合的に評価し、どの系統の疾患・病態かを推定し、仮の診断・仮説形成を行います。次に患者の問題点を明確化し、問題解決に必要な診察と並行して臓器系統別検査を行い、診断へと至る過程を踏みます。さらに必要であれば、診断確定のための検査を追加します。また病態によっては、医療面接や身体診察から直ちに確定診断のための検査を行う場合もあります（図 2-3）[2]。

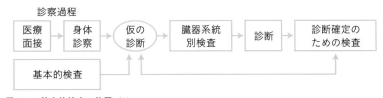

図 2-3　基本的検査の位置づけ
(福井次矢, 編著. 診断の考え方. 内科診断学. 医学書院, 2000. pp. 3-21 より引用)

　上記を踏まえた具体例を、以下に示します。

＜例：発熱患者＞
発熱で患者が来ました。問診票には、発熱と鼻汁、咽頭痛、咳嗽のことが

書かれています。

　Plan では、診察者はまず問診票を見てどのような疾患が想定され、医療面接でどのような問診を行ってみようかを検討します。

　Do では、実際に医療面接を行います。

　Check では、医療面接・身体所見で、当初インフルエンザを想定していましたが、急性肺炎かもしれません。あるいは溶連菌感染の可能性があるのではないかと問診を行いながら、初期の Plan を変更することもしばしばあります。

　Action では、医療面接や身体所見でどのような疾患が想定され、どのような検査をすべきかを考えます。

　検査項目に関する Plan では、インフルエンザ感染が疑われるので、インフルエンザ迅速検査を行おうと計画します。

　実際に検査を行い（Do）、検査結果を解釈します（Check）。インフルエンザ迅速検査が陽性の場合、インフルエンザと診断します。一方、インフルエンザ迅速検査が陰性で、発症から検査まで 2 時間しか経過していない場合は、検査をするのが早すぎたとして、検査結果を偽陰性とします。また、発症から 4 日経過し、検査のタイミングが遅すぎた場合も、検査結果を偽陰性とします。そもそもインフルエンザではなく、同様の症状を来す他疾患を考慮しなおすこともあります。その場合、追加診察・追加検査を行います。

2　Semantic Qualifier

　診断プロセスでは、病状や経過を説明する患者の発する具体的な言葉を、医学的に分類し、より上位の概念に置き換え、普遍化した言葉を用いて考えます。この医学的な概念への置き換えを「Semantic Qualifier」と呼びます。わかりやすくいうと、患者の言葉を、医学書の索引に掲載されているような用語に変換する作業です。これにより患者情報と疾患概念が結びつき、情報を捉えなおすことができます。

例を挙げると、

> 「歩いていると息があがります」
> →労作時呼吸困難
> 「夜横になると息苦しいので座って寝ます」
> →起坐呼吸
> 「70歳男性　昨夜から急にみぞ落ちのあたりがずっと痛い」
> →高齢男性の急性発症の持続する心窩部痛
> などになります。

「Semantic Qualifier」を行うことで、診断プロセスをより円滑に進められます。ただし、この言葉の置き換えを誤るとミスリードを招くこともあります。

例えば、患者が「のどが痛い」と訴えてきた場合、それは「咽頭痛」ではなく「前頸部痛」であることがしばしばあります。また、「胃が痛い」と訴える患者の痛い場所が、「心窩部痛」ではなく「下腹部痛」であることも時々あります。「声が割れる」という訴えが「嗄声」であることもあります。いかに正しい医学用語に置き換えられるかも重要です。

3 System 1（直観的思考）と System 2（分析的思考）

診断過程での思考のタイプには、「System 1（直観的思考）」および「System 2（分析的思考）」の2つがあります。

System 1（直観的思考）を用いた診断思考とは、過去に経験した症例や知識から、「パターン認識」により、瞬間的に診断名が想起されることです。ヒューリスティクスと似た手法で迅速な診断を可能にします。「クリニカルパール」などが該当します。「クリニカルパール」の典型的な形式としては「○○を見たら△△を疑え」といったものがありますよね。そのため、臨床経験が少ない医師ほど、パターン認識が使いにくい状態です。知識の量や幅広さ、その疾患の経験（特に手痛い経験）が影響を与えます。診断仮説の形成の多く（一説には8割）は、パターン認識によるとされています。

System 2（分析的思考）を用いた診断思考では、

・解剖学的な軸（臓器系統別に考えうる疾患を列挙する）
・臓器／系統的な枠組みの軸で考える方法（VINDICATE-P など）
・4C アプローチ
・アルゴリズム
・ベイズの定理
・記憶術（mnemonics；AIUEOTIPS などの語呂合わせ）

などを利用して診断を詰めていきます。直感的思考に比べ、より論理的かつ体系的なアプローチのためにミスが少なくなります。一方で、記憶をたどる労力や分析に時間がかかり、時に直感的思考よりも効率が悪く、過剰な検査が行われたり、逆にシンプルなケースではエラーをきたしたりするデメリットがあります。以下に、System 2 の診断思考を解説します。

解剖学的な軸

臓器系統別に考えうる疾患を列挙します。

＜例＞
胸痛の原因を考えるときは外から内へ
→皮膚・筋肉・胸膜・肺実質・縦隔・食道・大血管

臓器／系統的な枠組み

臓器／系統的な枠組みで考えるとき、VINDICATE-P（表 2-2）があります。
例えば、胸痛を訴える患者での VINDICATE-P は、以下のようなことが挙げられます。

・血管性疾患（急性冠症候群、肺塞栓症、大動脈解離）
・感染症（肺炎、胸膜炎、心膜炎）
・腫瘍性疾患（肺癌）
・自己免疫性疾患（全身性エリテマトーデスにおける胸膜炎）
・外傷（肋骨骨折）
・変性疾患（胸椎の退行性変化による神経根の圧迫）

表 2-2　VINDICATE-P

V	Vascular	血管系
I	Infection, Inflamation	感染症、炎症
N	Neoplasm	良性・悪性新生物
D	Degenerative	変性疾患
I	Intoxication	薬物・毒物中毒
C	Congenital	先天性
A	Auto-immune and Allergy	自己免疫・膠原病　アレルギー
T	Trauma	外傷
E	Endocrinopathy	内分泌系
P	Psychogenic	精神・心因性

4C アプローチ

　鑑別診断の挙げ方として、4C アプローチ（表 2-3）を使用します。

表 2-3　4C アプローチ

C	Critical	重篤な疾患・緊急対応が必要な疾患、致死的な疾患を除外する。疾患名ごとに感度の高い所見を知っていることが必要。
C	Common	頻度が高い疾患、患者の属性、背景による有病率を考慮し、確率を考える。
C	Curable	＝ Treatable。治療可能性や治療の方法があるものをタイミングよく見つける。
C	Context	設定・期待・解釈モデル・Narrative を踏まえて鑑別診断を挙げる。

アルゴリズム

　数値や結果により、フローチャートが枝分かれしていきます（図 2-4）。また、それに沿って考えていく方法です。

ベイズの定理

　ある疾患の事前確率を類推し、特定の身体所見や検査の感度・特異度を調べ、その所見や検査が陽性のときの、または陰性の時の、それぞれの事後確率を求

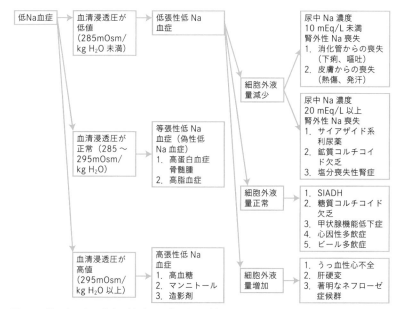

図 2-4　低ナトリウム血症の鑑別アルゴリズムの例

める作業を行います。

　例えば、病歴を聞いた時点でインフルエンザの事前確率が 80％、成人での
インフルエンザ迅速検査の感度 54％、特異度 99％である場合について考えて
みましょう。

　まず、事前確率をオッズに直します。80％＝ 80/100 ですから、オッズに
直すと（インフルエンザ患者／インフルエンザでない患者）で、80/（100 －
80）＝ 4 となります。

　次に、陽性尤度比は、感度 /（1 －特異度）、陰性尤度比は、（1 －感度）/
特異度です。このため、

陽性尤度比＝ 0.54/（1 － 0.99）＝ 54
陰性尤度比＝（1 － 0.54）/0.99 ＝ 0.46

となります。

　ベイズの定理とは「事前オッズ×尤度比＝事後オッズ」ですので、

検査陽性の場合　4 × 54 ＝ 216
216 を確率に直すと、216/（216 + 1）＝ 99.5%

となります。ほとんど 100%のため、検査陽性ならインフルエンザと診断が確定します。

検査陰性の場合　4 × 0.46 ＝ 1.84
1.84 を確率に直すと、1.84/（1.84 + 1）＝ 65%

となります。検査が陰性でも、65%がインフルエンザ患者です。

記憶術（mnemonics）

語呂合わせのような感じです。表 2-4 は有名ですね。

表 2-4　意識障害の鑑別の記憶術：AIUEOTIPS

A	Alcohol	アルコール使用障害
I	Insulin	インスリン使用・血糖値異常
U	Uremia	尿毒症
E	Encephalopathy/ Electrolytes/Endcrine	脳症・電解質異常・内分泌異常
O	Oxygen/Overdose	低酸素・薬物中毒
T	Trauma/Temperature	外傷・体温異常
I	Infection	感染症
P	Psychiatrid/Porphria	精神疾患・ポルフィリア
S	Shock/Stroke/SAH/ Seizure/Syncope	ショック・脳卒中・くも膜下出血・てんかん・失神

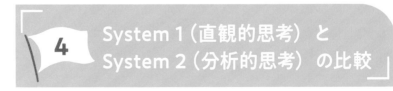

4　System 1（直観的思考）と System 2（分析的思考）の比較

System 1（直観的思考）と System 2（分析的思考）の比較を表 2-5 に示します。

表 2-5　System 1（直観的思考）と System 2（分析的思考）

System 1（直観的思考）		System 2（分析的思考）
・スナップショット診断	特徴	・網羅的診断推論
・迅速な診断、効率が良い、無意識に行える	メリット	・科学的・論理的である ・大きく間違えることは少ない ・臨床推論の教育に優れる ・意識的
・全例に用いることができない ・エラーが起こると修正が難しい（premature closure） ・バイアスに影響される恐れがある	デメリット	・時間を要し、効率は良くない ・豊富な知識が必要な分、負荷も大きい
・経験のある医師	用いる医師、状況	・初学者 ・診断が困難なとき

　実際の診療では、まず System 1（直観的思考）に当てはめられるかどうかを検討し、System 1（直観的思考）に当てはめられない場合に System 2（分析的思考）を活用します。また、その後も System 1 と System 2 を行ったり来たりしながら意思決定を行います。これを「デュアル・プロセスモデル」（図 2-5）[3] といいます。

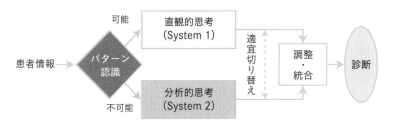

図 2-5　診断思考過程のデュアル・プロセスモデル
（綿貫 聡 . 診断プロセス総論：ピットフォールの背景因子 . 日内会誌 . 2019; 108: 1837-1841 より引用）

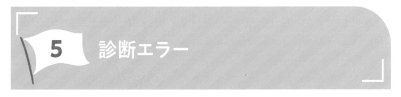

5　診断エラー

　診断への最も重要なプロセスは、表 2-1（→ P.18）のとおりです。
　実際の診療現場では、診断プロセスに関する問題がしばしば生じ、妥当な診

断を適時につけることが難しいケースがあります。こういった事例のすべてが、非常に稀な疾患、非常に非典型な症例経過をたどる疾患ではありません。振り返れば「なぜ、このような診断でつまずいてしまったのか」と感じるような事例も多く含まれます。このようなつまずきを「診断エラー」と言います。逆に診断エラーを意識することで、診断プロセスに生じる問題を避け、妥当な診断に導きやすくなります。

診断のつまずきの原因は、

病歴から疾患を想起できなかった	55%
疾患そのものを知らなかった	35%
身体診察が不十分	8%
病歴の特定の情報にとらわれた	2%

とされています[4]。「疾患そのものを知らなかった」も原因として多いのですが、その疾患は知っていても「病歴から疾患を想起できなかった」が過半数を占めます。病歴聴取の重要性が改めてわかりますね。鑑別に挙がる特定の疾患を意識し、絞り込んだ病歴聴取を行うことが重要になります。これは、臨床推論の過程そのものです。より深く臨床推論を行うことで、診断エラーを減らせると想像できます。

また、診断エラーに関わる心理状態として「認知バイアス」があり、代表的なものを表 2-6 に挙げました。実際には、認知バイアスは 100 種類くらいあるとされます。

認知バイアスは誰でも、どこでも起こりうるものであり、主訴から起こる思い込みであるアンカリングの例として、診断の神様といわれるローレンス・ティアニー先生も、以下のように述べています[5]。

The possibility of intrathoracic disease must be considered in every patient with abdominal pain, especially if the pain is in the upper part of the abdomen.
（日本語訳：腹痛の患者、特に上腹部痛を訴える患者では、胸部疾患の可能性を考慮すること）

では、ここで認知バイアスの理解を深めるために、症例を提示します。当初、担当医は感染性心内膜炎を疑っていましたが、最終的に腎盂腎炎と診断された

表 2-6 認知バイアスの例

代表性ヒューリスティック	Representative heuristic	典型的と思われる疾患の確率を過大に評価する意思決定のプロセス	＜例＞右足の腫張×息切れ →肺塞栓症（しかし罹患率は低い）
利用可能性ヒューリスティック	Availability heuristic	想起しやすい疾患を優先してしまう意思決定のプロセス	＜例＞ある日、肺塞栓症を診断。翌日、両足の浮腫×息切れの患者を診察した→また、肺塞栓症だろうか（正しい診断は右心不全だった）
アンカリング、稽留	Anchoring heuristic	ある情報や一つの仮説にとらわれて他の可能性を軽視する	＜例＞感染性心内膜炎と考えて尿 WBC 陽性、亜硝酸陽性を軽視
思考の早期閉鎖	Premature closure	早期に「これだ」と結論を出した後、他の可能性を考えない	＜例＞高齢者の発熱を伴う近位筋の疼痛でリウマチ性多発筋痛症と診断→実際は菌血症の症状だった
自信過剰バイアス	Overconfidence bias	前医や指導医の診断に盲目的に従う	＜例＞胸部 X 線で陰影があり、肺炎患者を紹介する。→実際はうっ血性心不全であった
確証バイアス	Confirmation bias	自分の思い込みや願望を強化する情報ばかりに目が行き、そうではない情報は軽視してしまう	＜例＞胸痛患者。経時的心電図および心筋逸脱酵素が正常であるが、最初に疑った急性冠症候群を確定するために、ACS を示唆する患者の病歴の要素に固執し続ける
ハッスルバイアス	Hassle bias	疲労時には楽に処理できる仮説に飛びつく	＜例＞金曜日夕方に診察した患者。早く自分が家に帰りたい時に患者を診察すると、軽症に見えてしまう
ルールバイアス	Rule bias	ルールを過信する	＜例＞MCV が 95 の貧血。鉄欠乏性貧血は否定→実際は造血が回復しつつある鉄欠乏性貧血だった

症例です。

＜症例＞

　認知機能の正常な 93 歳男性。主訴は発熱、全身倦怠感。入院 5 日前に抗菌薬投与なく歯科治療を受けた。本人からは「抜歯と歯石除去の処置を受けた」と病歴聴取した。歯科治療後より全身倦怠感が出現し、入院 3 日前から 38℃台の発熱を認めたため、当院を紹介受診した。

　バイタルサインは GCS E4V5M6、脈拍 72 回 / 分・不整、血圧 119/82 mmHg、呼吸数 24 回 / 分、体温 37.7℃、SpO$_2$ 95％（室内気）。身体診察で Osler 結節、Janeway 病変、眼瞼結膜点状出血などの感染性心内膜炎を示唆する所見はなし。もともと僧帽弁閉鎖不全症があり、心尖部領域優位に汎収縮期雑音（Levine IV/VI）を聴取した。肋骨脊柱角の叩打痛は認めなかった。治療済歯を多数認めた。

　入院時の血液検査では WBC 5,800/ μL、CRP 6.6mg/dL、BNP 247 pg/mL 以外に特記すべき異常所見を認めなかった。尿検査は、WBC（＋）、亜硝酸（－）であった。血液培養、尿培養検査を提出し、入院した。

　胸部 X 線で、心胸郭比 58％、胸郭横隔膜角両側鈍、肺野の透過性低下なし。胸腹部単純 CT では、両側胸水貯留を認めるが、肺炎像なし。腹部に特記熱源を示唆する所見なし。

　ここまでの経過で、歯科処置後の発熱であり、感染性心内膜炎を疑って、さらに追加検査を行った。

　経食道心エコーでは、疣腫や膿瘍は認めず、弁破壊像もなかった。既知の中等度〜重度の僧帽弁逆流を認めた。口腔領域の X 線では膿瘍や炎症所見は認めず、治療歯を多数認めた。

　第 2 病日に、歯科口腔外科の診察により歯科治療は、抜歯ではなく、侵襲度が低く予防的抗菌薬投与が不要な切削治療であることが判明した。また、第 3 病日に、喀痰培養を行うも有意な検出菌はなし。第 4 病日に、尿培養より Proteus mirabilis を検出した。血液培養は陰性であった。

　以上の経過より、感染性心内膜炎は否定された。最終診断は感染性心内膜炎ではなく急性腎盂腎炎と診断した。

この事例を考察してみましょう。感染性心内膜炎の特徴は、以下の通りです。

・弁膜や心内膜、大血管内膜に細菌集簇を含む疣腫を形成し、菌血症、血管塞栓、心障害などの多彩な臨床症状を呈する全身性敗血症性疾患である[6]。

- 感染性心内膜炎（IE）の 90％に発熱が認められ、悪寒戦慄、食欲不振、体重減少、易疲労感など、症状および徴候が非特異的で潜在性に生じることがある[7]。
- IE における歯科治療の関与は約 30％[8] である。多くは口腔内の緑色連鎖球菌が原因で、IE 全体の 33％を占める起因菌である[8]。
- 緑色連鎖球菌は亜急性 IE となることが多く、歯科処置後の菌血症でも症状が出現しにくく、発熱だけの症状が 2 週間以上経過したのち顕在化してくることが多い。

「抜歯などの歯科治療後の発熱＝感染性心内膜炎」と考えがちですが、感染性心内膜炎において、歯科治療の関与は約 30％とされています。

また、この場合、緑色連鎖球菌などの亜急性感染性心内膜炎となるため、直後から発熱することは稀で、歯科治療直後の発熱というのはむしろ感染性心内膜炎以外の疾患を考慮する必要があります。この症例はまさに、発熱の原因としてありふれている急性腎盂腎炎が原因でした。

『感染性心内膜炎の予防と治療に関するガイドライン（2017 年改訂版）』では、「心臓リスク群」かつ抜歯などの「侵襲的歯科治療」のときに予防的抗菌薬投与を行うことが推奨されています。今回のような切削治療では、たとえ心臓基礎疾患があっても、歯科治療前の抗菌薬の予防投与は特には推奨されていません。

今回、診断思考過程のデュアル・プロセスモデルにおいて、図 2-6[3] のような過程で認知バイアスが起きました。

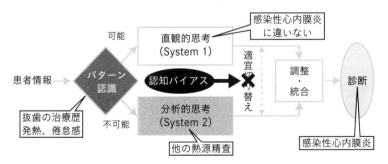

図 2-6　本症例の場合：診断思考過程のデュアル・プロセスモデルより
(綿貫 聡 . 診断プロセス総論：ピットフォールの背景因子 . 日内会誌 . 2019; 108: 1837-1841 より引用)

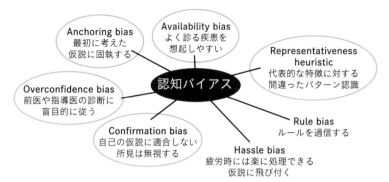

図 2-7　認知バイアス

(Croskerry P. Achieving quality in clinical decision making: cognitive strategies and detection of bias. Acad Emerg Med. 2002; 9: 1184-1204 より引用改変)

　また、図 2-7[9)] に示す認知バイアス（緑の囲みのあるものが今回影響したバイアス）が様々に絡み合って、診断エラーが生じました。

　以上より、本症例の診断エラーのまとめです。

・本症例は歯科治療後 5 日以内で発熱と倦怠感が出現しており、侵入門戸を歯科治療とするには潜伏期間が短すぎた。

・本症例は高リスク心疾患の既往はなく、歯科治療についても抜歯などの菌血症を誘発する侵襲的治療ではなかった。抗菌薬の予防投与がされていなかったのは妥当な判断であった。また、実際は切削治療であったが、本人が「抜歯と歯石除去の処置を受けた」と話したことも「抜歯などの歯科治療後の発熱＝感染性心内膜炎」と誤認する誘因となった。

・本症例では利用可能バイアス（Availability bias）、アンカリング（Anchoring bias）、代表バイアス（Representativeness heuristic）などの認知バイアスに影響を受け、短絡的なスナップショット診断を行ってしまった。

　病歴から感染性心内膜炎が想起されましたが、感染経路から疾患を想起する場合は、併せて典型的な起炎菌とその時間経過についても考慮する必要があります。

　System 1（直観的思考）を使ってスナップショット診断を行うためには、より詳細／客観的な病歴確認や正確な病態や疾患リスクに加えて、疾患の経過についても学ぶ必要があります。

　そして、患者の述べる病歴が、医学的に必ずしも正しいとは限らず、客観的な裏付け、確認が必要です。このために医療機関に情報提供を依頼したり、検

査で確認したりする必要があります。

　臨床推論において重要な要素である、診断プロセス、Semantic Qualifier、System 1（直観的思考）と System 2（分析的思考）、また、その過程で起こりえる診断エラーについても理解することでプレゼンテーション能力が向上しますが、同時に、プレゼンテーションを通じで、このような臨床推論過程を学んでいきましょう。

> 📢 TIPS
>
> ・診断プロセスは、①十分に聴取された病歴、②正確にとられた身体診察所見、③それらから拾い上げられた問題の描写をもとに立てられた仮説、④鑑別診断を挙げる、の４つステップから成る。
> ・マネジメント・サイクルの plan、do、check、action をうまくサイクルしながら診断していく。
> ・Semantic Qualifier をうまく利用する。
> ・診断過程での思考のタイプには、System 1（直観的思考）および System 2（分析的思考）の２つがある。うまく使い分けて、診断していく。

参考文献
1) 日本臨床検査医学会. 臨床検査のガイドライン JSLM 2009. pp. 305-307.
2) 福井次矢, 編著. 診断の考え方. 内科診断学. 医学書院, 2000. pp. 3-21.
3) 綿貫 聡. 診断プロセス総論：ピットフォールの背景因子. 日内会誌. 2019; 108: 1837-1841.
4) 生坂政臣. 見逃し症例から学ぶ日常診療のピットフォール. 医学書院, 2003.
5) ローレンス・ティアニー. 松村正巳, 訳. ティアニー先生のベスト・パール. 医学書院, 2011.
6) 日本循環器学会, 他. 感染性心内膜炎の予防と治療に関するガイドライン（2017 年改訂版）.
7) Rajani R, et al. Infective endocarditis: A contemporary update.Clin Med（Lond）. 2020; 20: 31-35.
8) Nakatani S, et al. Recent picture of infective endocarditis in Japan － lessons from Cardiac Disease Registration（CADRE-IE）. Circ J. 2013; 77: 1558-1564.
9) Croskerry P. Achieving quality in clinical decision making: cognitive strategies and detection of bias. Acad Emerg Med. 2002; 9: 1184-1204.

Column.2

プレゼンテーション上手はコミュニケーション上手？

　聞き入って、プレゼンテーションに惹き込まれてしまうほど、プレゼンテーションが上手な方がいます。人気の勉強会講師はたいていプレゼンテーションが上手で、このような傾向があります。うまく聴衆も巻き込んで、対話しながら勉強会の講演をするので、時間があっという間に過ぎてしまいます。だから、また聞いてみたくなります。ただ彼らが普段、周囲とコミュニケーションをうまく取っているかというと人それぞれのようです。内輪の懇親会では、ひたすら自分の話ばかりをして、相手の話を遮ったりする方もいました。同僚、部下などと、必ずしもコミュニケーションが取れていないこともありました。もちろん例外の方もいますが、プレゼンテーションが上手だからといって、必ずしもコミュニケーション上手とは限らないようです。

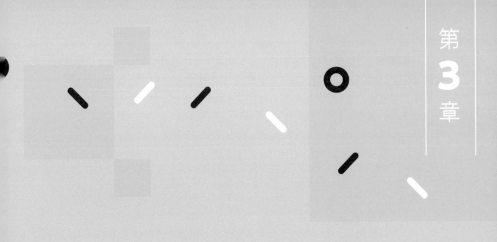

第 3 章

症例プレゼンテーションの基本型

本章では、症例プレゼンテーションの基本型について概説します。診療科によっていろいろな細則はありますが、まずは最も基本となる、順序やフォーマットに従って、症例プレゼンテーションの型を身につけましょう。

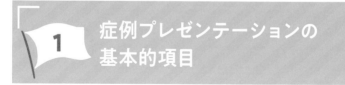

1 症例プレゼンテーションの基本的項目

まず、症例プレゼンテーションの基本的な項目を表 3-1 に示します。これが基本型となります。

表 3-1　症例プレゼンテーションの基本的項目

1. 患者 ID（年齢、性別、患者背景など）	9. システムレビュー（ROS）
2. 主訴	10. 身体所見
3. 現病歴	11. 検査所見
4. 既往歴	12. 要約
5. 薬剤使用歴	13. プロブレムリスト
6. アレルギー歴	14. アセスメント
7. 家族歴	15. プラン
8. 社会生活歴	

　それぞれについて、解説していきます。なお実際の流れとしては、まずカルテに記載し、次に症例プレゼンテーションを行うとよいでしょう。

1. 患者 ID（Identifying Date）

　カルテには、記載しないことが多いです。記載するなら、年齢、性別、人種（日本では記載しないことも多いですが）を記載します。また、次に述べる症例プレゼンテーション同様に基礎疾患、併存症、関連する既往を記載してもよいです。ただ、これは冒頭ではなく、現病歴のところに記載します。

> ＜例：カルテ＞
> 患者 ID は通常カルテには記載は特にしない。

　一方、**症例プレゼンテーションでは、冒頭に、患者プロファイルを述べ**

ます。年齢・性別を述べ、基礎疾患、併存症、関連する既往があれば、ここで述べます。日本人は比較的単一民族のため、あえて人種を述べないことが多いですが、混血者や海外出身の患者においては人種を述べたほうがよいかもしれません。

<例：症例プレゼンテーション>
生来健康で医療機関定期通院のない○○歳男性
脳梗塞後遺症があり施設入所中の○○歳女性

2. 主訴（または受診理由）／CC（Chief Complaint）

カルテには、1つ以上の症状や受診理由を記載します。基本的に患者の話し言葉ではなく医学用語に置き換えて記載します。

受診理由は医師側の視点で受診や入院の目的の記載を行います。

主訴は患者側の視点ですが、受診理由は、患者の訴えというより医療者側の視点で、受診や入院の目的を記載するときに使用します。無症状だが健診異常や血液検査・画像検査などで引っかかって紹介になる場合などに用います。

<例：カルテ>
主訴：腹痛
受診理由：肝機能障害の原因検索

症例プレゼンテーションでも同様で、1つ以上の症状や受診理由を述べます．基本は、患者の話し言葉ではなく、医学用語を用います。主訴は、患者が一番困って受診した理由となります。ときに主病名や入院理由と異なることもありますが、患者が一番困っていることですので、アセスメントにうまくつなげる必要があります。入院患者の症例プレゼンテーションでは、主訴や受診理由に加えて、入院理由や入院病名を最初に述べましょう。

<例：症例プレゼンテーション>
主訴：腹痛
受診理由：肝機能障害の原因検索
入院理由（入院時点で診断がついている場合）：総胆管結石性胆管炎
入院理由（入院時点で診断がついていない場合）：肝機能障害の原因検索
と治療目的
※基本的にカルテ記載と同様です。

3. 現病歴／HPI (History of Present Illness)

　カルテには、はじめに、情報源とその信頼性を記載するのが望ましいです。第 1 章の「3. 良いプレゼンテーションとは？」で、情報が正確である (Precise) ことの重要性を述べましたが、高齢者や認知症・発達障害のある患者では、誰から病歴聴取したのかが重要となります。これらによって情報の信頼性の高さが異なってきます。

　次に、患者プロファイルを記載します。年齢・性別、基礎疾患、併存症、関連する既往があれば、ここに記載します。

　その後、病歴本文に入ります。

<例：カルテ>
生来健康で医療機関定期通院のない○○歳男性
（本人からの聴取が明確なので情報源はあえて記載なし）

入所中の施設職員から病歴聴取
脳梗塞後遺症があり施設入所中の○○歳女性

　<u>症例プレゼンテーションでも、はじめに、情報源とその信頼性を述べるのが望ましいです。</u>患者プロファイルは冒頭で述べていますので、次に病歴本文のプレゼンテーションに移ります。

<例：症例プレゼンテーション>
情報源とその信頼性の例：
認知症のない本人
認知症のある本人
普段入所している施設職員（主訴当時、目撃あり）
普段入所している施設職員（主訴当時、目撃はないが勤務交代で連れてきた、内容は伝聞）
普段同居している家族
普段同居していない家族

　病歴は時間的経過に沿って、その経過を明確にして述べます。
　病歴聴取の作業では、まず「患者が述べた順番＝医師が知った順番」でカルテに記載します。次にカルテのまとめとして、「患者に起きた順番」に並び替

えます。症例プレゼンテーションでは、「患者に起きた順番」に述べますので、カルテ記載の時点から意識しましょう。

その中で、表3-2、表3-3のLQQTSFA（またはOPQRST）に沿った病歴で述べることができるならば、できるだけその内容を包含して述べます。

もし、それが難しいようであれば、現病歴を整理した後に、主訴に対して、LQQTSFA（またはOPQRST）に沿った内容を述べるとよいでしょう。

表3-2　LQQTSFA

L	Location	症状のある体の部分
Q	Quality	症状の性状
Q	Quantity	症状の程度
T	Timing	発症時期、持続時間、頻度など
S	Setting/Sequence	どのような状況で／経過で
F	Factor – provocative/palliative	症状を軽快または増悪させる因子
A	Associated manifestations	随伴症状

表3-3　OPQRST

O	Onset	発症様式
P	Palliative/Provocative	増悪・寛解因子
Q	Quality/Quantity	症状の性状、強さや程度
R	Region/Radiation	場所・放散の有無・関連症状
S	associated Symptom	随伴症状
T	Temporal characteristic/Time course	時間経過・日内変動

キーとなる症状の特性をLQQTSFA（またはOPQRST）で詳述することで、鑑別診断を絞るための重要な情報を提供することができます。これを「症状解析」といいます。

この論理思考ができるかが、初学者と臨床推論を習熟している医師との決定的な差となります。症状解析がうまくできないために、余計な検査やとりあえずの検査が増えたり、必須の検査を怠ったりすることにつながります。逆に、症例プレゼンテーションを行う本人が鑑別について十分に臨床推論ができていなくても、臨床推論を習熟している医師がLQQTSFA（またはOPQRST）に沿った症例プレゼンテーションを聞けば、うまく症状解析をすることができ、診断に至ることもしばしばあります。

発熱の例を見てみましょう。LQQTSFA に沿って考えると、下記のようになります。

<例：発熱の LQQTSFA >

L	Location	全身（発熱）
Q	Quality	38 〜 40℃台の発熱、弛張熱が持続
Q	Quantity	普段は、ほとんど発熱することはない
T	Timing	11 日前からの発熱
S	Setting / Sequence	4 週前に東ティモールから帰国し、11 日前からの持続する発熱。解熱した日はない。アンピシリン・スルバクタムとセファゾリンは無効であったが、投与量、投与期間ともに不十分
F	Factor-provocative/palliative	アセトアミノフェンを服用すると数時間は 37 〜 38℃台に少し熱が下がる
A	Associated manifestation	間歇的な軽度の下腹部痛を伴う

こちらはマラリアを疑われて、紹介となった患者の経過です。マラリア流行地である東ティモールから帰国後の発熱という特徴的なキーワードがありますが、周期的な発熱ではなく、弛張熱が持続し、下腹部痛も伴っており、最終的に急性虫垂炎の診断に至った症例の症状解析です。

次に、心窩部痛の例を見てみましょう。OPQRST に沿って考えると、下記のようになります。

<例：心窩部痛の OPQRST >

O	Onset	急性発症（acute onset）というより、むしろ突然発症（sudden onset）
P	Palliative/Provocative	突然の前胸部痛が自然に改善したが、心窩部痛は特に増悪・寛解因子なく持続
Q	Quality/Quantity	最初の強い前胸部痛の後は、鈍痛が同様の性状で持続している
R	Region/Radiation	最初は前胸部痛であったが、痛みの場所が移動し、心窩部に移動した
S	associated Symptom	特になし
T	Temporal characteristic/Time course	突然発症。その後は症状が持続。受診時には症状は 2 時間持続している

こちらは急性大動脈解離の経過です。移動する疼痛、突然発症というキーワードが診断に大きく寄与しました。

また、症例によっては、患者の解釈モデルに触れることも必要です。患者のナラティブな面は「か・き・か・え」を使ってカルテに記載したり、症例プレゼンテーションしたりします（表3-4）。

表3-4　かきかえ

か	解釈	今の状況・症状・病状をどのように理解しているか。解釈モデル。
き	期待	今後自分がどういう状態になりたいか、もしくは医療者側に望むか。
か	感情	今回の症状などでどんな気持ちになっているか。
え	影響	今回の症状や受診などのため、日常生活にどのような影響がでてくるか。

か（解釈）：「○○を契機に悪くなった」「この病態はこれだと思う」などの解釈モデルです。必ずしも医学的に正しくないこともありますが、逆にこれが診断のキーとなることもよくあります。工場勤務者の原因不明の数か月断続的に続く腹痛で、患者が鉛を扱う製造業に従事し、「これは鉛中毒だと思う」という患者の訴えより、実際にその診断に至った症例もあります。

き（期待）：「がんが心配だからCTや内視鏡をしてほしい」などの要望や、それをすることで早期診断や解決に至るなどの期待です。

か（感情）：「今回の症状などでどんな気持ちになっているのか」といった患者の感情です。多くの患者は不安を抱えて医療機関を受診しています。医療者側から見て何ら問題ないことであっても、患者側にしてみればすごく不安なこともよくあります。この患者の感情について、特に不安感の解決をしてあげることが、治療につながることもあります。

え（影響）：今回の症状や受診などのため、日常生活にどのような影響が出ているかも大切です。外来受診をするために、高齢者では、親族が仕事を休んで送り迎えしてくれていること、患者本人が、有給休暇を使って外来を受診していることなどもあります。また患者は、多くの場合、家族の中や地域の中で、一定の役割を担っております。病気や入院・手術がその人の役割に及ぼす影響についても考慮する必要があります。

4. 既往歴／PMH（Past Medical History）

　カルテには、疾患名、入院歴、手術歴、輸血歴などを記載します。このうち、重要なもののみを症例プレゼンテーションで述べます。

　以下は、女性の妊娠出産歴についてのカルテ記載です。

＜例：カルテ記載＞
G ○ P ○（経妊 Gravida ○／経産 Para ○）と記載することが多い。

　さらに、月経に関する情報も記載します。

＜例：カルテ記載＞
月経周期と最終月経（Last menstrual period：LMP）、
普段と比べてどうか、など。

　女性の場合、これらは重要なことであり、必要に応じて、主病態との関連があれば、症例プレゼンテーションで述べましょう。

　他に、健康管理に関する情報〔健（検）診受診歴、予防接種歴〕をカルテに記載します。

＜例：カルテ記載＞
数年前から、健診で HbA1c 高値を指摘されていたが、医療機関を受診していなかった。
肺炎球菌ワクチンの接種歴はなし。

　健康管理に関する情報は、主病態との関連があれば、症例プレゼンテーションで述べましょう。

＜例：症例プレゼンテーション＞
前述のカルテ記載で、
66 歳の肺炎症例であれば、
「HbA1c 高値で肺炎球菌ワクチン接種歴はありません」とプレゼンします。
45 歳の貧血症例であれば、

「最終出産は○歳で産婦人科診察はそのときが最後です。月経は整で最終月経は△月△日から5日間」とプレゼンします。

5. 薬剤使用歴（Medications）

　薬剤の名称と投与量・投与方法・投与期間をカルテに記載します。また、OTC薬やサプリメントの使用情報も記載します。なお、患者は貼付剤、塗布剤、点眼薬などは薬剤と思っていないこともあり、こちらから尋ねないと答えてくれないこともあります。そのことに注意してしっかりと病歴聴取を行いましょう。

<例：カルテ記載>
基本的には、すべて記載します。
バイアスピリン　100 mg　1錠分1　朝食後
エンレスト　100 mg　2錠分2　朝夕食後
アーチスト　2.5 mg　2錠分2　朝夕食後
ジャディアンス 10 mg　1錠分1　朝食後
ミネブロ　2.5 mg　1錠分1　朝食後
メトホルミン　250 mg　3錠分3　毎食後
ベイスン　0.3 mg　3錠分3　毎食前
モーラステープ 20 mg 貼付　1日1枚腰
※カルテ記載のため、いずれも商品名で商標®も省略しています。

　症例プレゼンテーションでは、薬剤使用歴は、特に主病態と関連する薬剤について、しっかり述べます。

<例：症例プレゼンテーション>
心不全患者におけるアンジオテンシンII受容体拮抗薬やβ遮断薬、SGLT2阻害薬内服の有無に関する言及

消化管出血の患者における抗血小板剤や直接作用型経口抗凝固薬（DOAC）の内服の有無に関する言及

6. アレルギー歴（Allergies）

　アレルギーの有無を記載し、アレルギーがある場合は薬剤（食品・物質）名と具体的なアレルギー症状の内容をカルテに記載します。

> ＜例：カルテ記載＞
> アレルギー歴：薬剤や食物で特記事項なし
> アレルギー歴：アモキシシリン内服で全身性紅斑

　症例プレゼンテーションではアレルギーの有無、具体的な抗菌薬に対する皮疹の歴の有無などを述べます。特にアレルギーありの場合は、どのようなアレルギーだったのか、カルテ記載時や症例プレゼンテーション時に言及が必要です。
　薬剤アレルギーが軽症の肝機能障害で、その薬剤使用が必要なら、再使用は可能です。一方、アナフィラキシーショックを来した薬剤の再使用は基本的に避けるべきです。
　このように薬剤アレルギーの内容いかんで、再使用が限りなく禁忌か、状況により再使用可能かが変わってきます。

> ＜例：症例プレゼンテーション＞
> アレルギーがない場合は特に言及なし。
> 「アレルギーはアモキシシリン内服で皮疹出現があります」

7. 家族歴／FH（Family History）

　癌や自己免疫疾患、突然死などの家族内集積についてカルテに記載します。またカルテには、可能であれば家族図を付記します。病気の集積だけではなく、誰が主介護者なのか、同居なのか遠方在住なのか、キーパーソンなどの人間関係がわかることで、診療が進めやすくなることがあります。特に、病状や背景が複雑な患者のマネジメントを行うときほど、家族図が役立つ場面が多くなります。

<例：カルテ記載＞

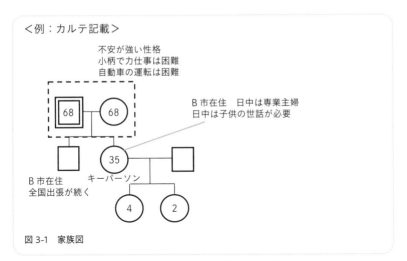

不安が強い性格
小柄で力仕事は困難
自動車の運転は困難

B市在住　日中は専業主婦
日中は子供の世話が必要

B市在住
全国出張が続く

キーパーソン

図 3-1　家族図

なお、症例プレゼンテーションでは、必要に応じて述べてください。

<例：症例プレゼンテーション＞
家族歴では、母が関節リウマチに罹患しています。

8. 社会生活歴／SH（Social History）

　喫煙、飲酒、日常生活動作（Activities of Daily Living：ADL）、職歴、学歴、
環境歴、住居、ペット、旅行歴（海外・国内）、性交渉歴などをカルテに記載
します。

<例：カルテ＞
喫煙はこれまでなし。飲酒は機会飲酒。
日常生活動作は自立。職歴は 60 歳まで公務員。今は趣味で農業をしてい
る。最終学歴は 4 年生大学卒業。環境歴は 3 年前に当地に移住してきた。
住居は鉄筋で築 5 年。ペット飼育はなし。旅行歴（海外・国内）はここ 2
年なし。性交渉歴は妻と月 1 回程度。

　このうち、症例プレゼンテーションでは、重要なものについてのみ言及しま
す。

<例：症例プレゼンテーション＞
急性肝障害患者における飲酒歴：日本酒を1日3合、週6日

肺癌患者における喫煙歴：20歳から現在まで1日20本を30年間喫煙し、ブリンクマン指数（喫煙指数）は600

過敏性肺臓炎患者における居住環境やペット飼育歴：ペットとして猫を3匹飼育しています。家屋は築50年の木造家屋で場所によりカビが生えています。

伝染性単核球症や性感染症が疑われる患者の性交渉歴：発熱の4週間前に彼女とキスをしました。

輸入感染症やリケッチア感染が疑われる患者の旅行歴（海外・国内）や山野に入ったかなど：2週間前にタイに旅行に出かけました。1週間前に森林公園にピクニックへ行き、ダニに刺されたかもしれません。

なお、カルテ記載時や症例プレゼンテーション時によく目にする、「日常生活動作（ADL；基本的ADL）」は、表3-5からなります。

表3-5　ADLのDEATH

D	Dressing	着替え
E	Eating	食事
A	Ambulating	歩行
T	Toileting	排泄
H	Hygiene	入浴、歯磨きなど

救急外来のセッティングなどで「ADLは寝たきり」とよく目にしますね。ただ、寝たきりかどうかだけであれば、それはパフォーマンスステータス（Performance Status：PS）です。カルテ記載時や症例プレゼンテーション時は、ADLなら、歩行以外に、着替え、食事、排泄、入浴についても述べる必要があります。

また、こちらも時々目にする「手段的日常生活動作 IADL（Instrumental

Activity of Daily Living)」と呼ばれるものがあります（表 3-6）。

表 3-6 IADL の SHAFT

S	Shopping	買い物
H	Housework	掃除や片付け
A	Accounting	お金や財布の管理
F	Food Preparation	炊事
T	Transport	外出

　認知症や見当識障害といった患者では、症例プレゼンテーション時に、こういった IADL を述べることが重要となります。

9. システムレビュー／ ROS（Review Of Systems）

　不明熱など特殊な場合に、ROS が大変有用なことがあります。以下に、医療者向けの ROS（表 3-7）と患者向けの ROS（表 3-8）を提示します。

　しかし、ここまで詳細な ROS が必要なことは滅多にありません。
　カルテでは、関連のある陽性・陰性所見を中心に記載します（pertinent positives/pertinent negatives）。

> ＜例：カルテ＞
> ROS 陽性：発熱、鼻汁、咽頭痛、咳嗽、喀痰
> ROS 陰性：頭痛、意識障害、筋肉痛、関節痛

　症例プレゼンテーションでも同様に、関連のある陽性・陰性所見を中心に述べます（pertinent positives/pertinent negatives）。ただし、現病歴で出てきた内容を繰り返す必要はありません。

> ＜例：症例プレゼンテーション＞
> 発熱、咳嗽で受診の患者の例：
> 「ROS 陽性は、鼻汁、咽頭痛、喀痰です。ROS 陰性は、頭痛、意識障害、筋肉痛、関節痛です」

表 3-7　医療者向けの ROS

【一般】	□充血	□腫瘤	□下痢	□多飲
□ADL制限	□眼の乾燥感		□異常便	
□体重変化(kg増/減)	□眼球突出	【乳房】	□タール便	【筋・骨格系、四肢】
□食欲変化(低下/亢進)	□眼鏡/コンタクトレンズ	□疼痛・圧痛	□異常臭	□朝のこわばり
□全身倦怠感	□白内障	□腫瘤	□血便	□関節痛
□発汗(寝汗,発汗過多)	□緑内障	□腫脹	□痔	□関節腫脹
□発熱		□乳頭分泌物	□黄疸	□変形
□悪寒	【耳】	□乳汁分泌	□特殊な食物の摂取	□関節可動域制限
□戦慄	□聴力低下	□自己チェックの頻度	海外渡航歴	□骨折
□睡眠障害	□耳鳴			□背部痛
□入眠障害	□耳痛	【肺（呼吸器系）】	【泌尿・生殖器系】	□腰痛
□夜間覚醒	□耳漏	□咳	□尿の色調変化	□筋肉痛
□早朝覚醒		□痰（色・量）	□血尿	□筋けいれん
	【鼻】	□血痰	□頻尿	□ばち指
【皮膚】	□鼻汁	□喘鳴	□夜間頻尿	□レイノー現象
□発疹	□鼻閉	□呼吸困難	□尿失禁	□静脈瘤
□湿疹	□後鼻漏	□労作時呼吸困難	□尿線の変化	□静脈炎
□水疱	□鼻出血	□呼吸器感染症	□残尿感	
□疼痛	□嗅覚異常	□チアノーゼ	□排尿障害	【神経】
□かゆみ	□副鼻腔障害		□排尿時痛	□記憶障害
□色調変化		【心血管系】	□尿道分泌物	□失神
□紫斑	【口腔・咽喉頭】	□胸痛	□尿路感染の既往	□けいれん
□腫瘤	□歯痛	□胸部圧迫感	□結石の既往	□筋力低下
□爪・髪の変化	□歯肉出血	（部位・性状・放散痛）	□インポテンス	□麻痺
□光線過敏	□歯肉腫脹	□動悸	□陰部潰瘍	□感覚鈍麻
	□義歯	（整・不整、徐脈・頻脈）	□かゆみ	□異常感覚
【頭部】	□う歯	□起座呼吸		□構音障害
□外傷	□口腔内乾燥感	□発作性夜間呼吸困難	【婦人科系】	□不器用
□頭痛	□咽頭痛	□間欠性跛行	初潮年齢	□歩行障害
□めまい	□舌痛	□浮腫	閉経年齢	□振戦
	□味覚異常		最終月経	□不随意運動
【眼】	□嗄声	【消化器系】	（　月　日〜、　日間）	
□視力低下	□声の変化	□腹痛（部位）	□月経期間の異常	【精神】
□眼のかすみ	□嚥下困難・嚥下時痛	□悪心	□不正性器出血	□抑うつ
□複視		□嘔吐	□月経困難	□躁状態
□暗点	【頸部】	□吐血	□妊娠の可能性	□不安感
□羞明	□疼痛	□げっぷ	（妊娠　回、出産　回）	□自殺企図
□流涙	□唾液腺腫脹	□胸やけ		□幻覚
□疼痛	□リンパ節腫脹	□鼓腸	【内分泌系】	□妄想
□眼脂	□甲状腺腫大	□便秘	□寒冷または温熱不耐	□精神科通院歴

表3-8　患者向けの ROS

今回の外来受診に関連して、新たに出てきた症状などにチェックしてください。

【一般】	□眼のかすみ	□むし歯
□日常生活が制限され何らか介助が必要	□ものが二重に見える	□口の内の乾燥感
	□黒い点が見える	□のど（口の中の奥）の痛み
□体重変化（　　　kg 増／減）	□目がまぶしい	□舌の痛み
□食欲変化（低下／亢進）	□涙が流れる	□味がおかしい
□全身がだるい・倦怠感	□目の痛み	□声がかすれる
□汗（寝汗や通常以上の汗）	□目やに	□声の変化
□発熱	□目の充血	□飲み込んだ時の痛み
□悪寒（さむけ）	□目の乾燥感・かわき	
□体ががたがたとふるえる	□目が飛び出てきた	【首】
□睡眠障害	□眼鏡／コンタクトレンズ使用	□首の痛み
□寝つきが悪い	□白内障	□唾液腺のはれ
□夜中に目がさめる	□緑内障	□リンパ節のはれ
□朝早くに目がさめる		□甲状腺のはれ
□半年以内に海外へ行った	【耳】	□腫瘤（できもの）
【皮膚】	□聞こえが悪くなった	
□発疹	□耳鳴りがする	【乳房・おっぱい】
□かぶれ	□耳が痛い	□痛み
□水ぶくれ	□耳だれが出る	□しこりを触れる
□皮膚の痛み		□はれ
□皮膚のかゆみ	【鼻】	□乳首から分泌物が出る
□皮膚の色の変化	□鼻水がでる	□おっぱいが出る
□紫色の斑紋（ぶつぶつ）	□鼻がつまる	□乳房を気にする機会が増えた
□腫瘤（腫れあがり）	□鼻水が口に流れ込む	□乳房の大きさに左右差がある
□爪・髪の変化	□鼻血が出る	【肺（呼吸器系）】
□光線過敏	□においがおかしい	□咳が出る
【頭部】	□ほほやひたいの痛み、だるさ	□痰が増えた
□外傷		□痰に血が混じる
□頭痛	【口の中】	□ぜいぜいする
□めまい	□歯の痛み	□安静・休んでいても息苦しい
	□歯ぐきからの出血	□動いた時に息苦しい
【目】	□歯ぐきの腫れ	□手足が青白くなる
□視力が落ちた	□入れ歯	

【心臓・血管】	□夜間の尿回数が増えた	□背中の痛み
□胸の痛み	□尿もれがする	□腰の痛み
□胸の押される感じ	□尿の勢いが変わった	□筋肉痛
□胸・脈がドキドキする	□おしっこしても出そうな感じ	□筋のけいれん・びくつき
□脈が乱れている	□尿がでにくい	□爪の変形
□脈が早い	□おしっこ時の痛み	□冷たいと手足の指の色が変わる
□脈が遅い	□尿以外の分泌物が混じる	□足の血管がこぶのようにはれている
□しんどくて横になれない	□尿路感染を起こしたことがある	
□夜間息苦しくて目が覚める	□尿路結石を起こしたことがある	□血管がはれたり青あざができたりしている
□足が痛くてちょっと歩くと休む	□ペニスがたたない	
□手足・顔のむくみ	□陰部の潰瘍がある	
【消化器系】	□陰部のかゆみ	【神経】
□お腹の痛み		□記憶の一部がなくなった
□吐き気	【婦人科系】	□一時的に意識を失った
□嘔吐（吐いた）	□初潮年齢（　　　才）	□けいれんした
□血を吐いた	□閉経年齢（　　　才）	□筋力がおちた
□げっぷ	□最終の生理	□手足がマヒしてうごかない
□胸やけ	（　　月　　日〜、　　日間）	□感覚がにぶくなった
□お腹がはる	□生理の期間が不順	□感覚がいつもと違い異常
□便秘	□不正性器出血	□しゃべりにくい
□下痢	□生理のときの痛みが強い	□細かな動作が出来なくなった
□異常便	□妊娠の可能性がある	□歩きにくい
□黒〜こげ茶色の便		□手足のふるえ
□便のにおいがおかしい	【内分泌系】	□意思に反して手足が動く
□便に血が混じる	□寒さや暑さに弱くなった	□筋肉が細くなった
□痔（ぢ）	□たくさん水をとるようになった	【精神】
□黄疸(顔や皮膚が黄色くなく)		□落ち込んでいる
□ふだん食べない変わったものを食べた	【筋・骨格系、四肢】	□気分が高まっている
	□朝に手足が動かしにくい	□不安にかられる
	□関節の痛み	□自殺したい気持がある
【泌尿・生殖器系】	□関節のはれ	□あるはずのないものが見える
□尿の色の変化	□関節の変形	□妄想して考えてしまう
□尿に血が混じる	□関節が動く範囲が制限される	□精神科・心療内科に通っている・通っていたことがある
□１日の尿回数が増えた	□骨折	

10. 身体所見／ PE（Physical Examination）

身体所見は表 3-9 のように、フォーマットに従って、網羅的にカルテに記載します。

表 3-9　カルテ上の身体所見

General appearance	全身状態
Vital signs	バイタルサイン ー意識、血圧、脈拍、呼吸数（測定していれば酸素飽和度）、体温
HEENT （Head/Eye/Ear/Nose/Throat）	頭部・眼・耳・鼻・口腔
Neck	頸部
Thorax & Lung	胸郭と肺
Cardiovascular （JVP & Heart）	頸静脈拍動と心臓、末梢血管
Breast	乳房
Abdomen	腹部
Back	背部
Genitourinary/Pelvic examination	泌尿生殖器・女性生殖器
Rectal examination	直腸診
Extremities	四肢
Musculoskeletal	筋骨格系
Skin	皮膚
Lymph nodes	（表在）リンパ節
Neurological	神経学的所見

カルテ記載では、背部、神経系や血管系、皮膚・関節所見などの見落としが多いです。特に救急外来では、患者は救急搬送されて、ストレッチャーの上で臥位になっていることが多く、この場合、背部の診察を見落としがちです。また、ズボンを履いている患者の下肢、特に大腿部も見逃しがちです。

一方、症例プレゼンテーションでは、全身状態およびバイタルサインを述べた後に、該当する疾患に関連する項目のみを述べます。また、特に問題ない所見についてはだらだら述べずに「その他特記所見を認めません」というプレゼンテーションで十分です。

11. (検体)検査所見と画像所見（Laboratory test results & Images）

　カルテには一般的検査からはじめ、特殊検査の順に記載していきます。すべての所見を網羅する必要はなく、関連のある陽性所見・陰性所見を重視して記載していきます。

　検査は安価で、侵襲性が低く、優先順位の高い検査から、論理的に記載します（表 3-10）。

表 3-10　検査例（記載順）

血算	全血と分画、血小板
生化学	基本電解質〔Na、K、Cl、HCO$_3$$^-$（可能なら）〕、腎機能（BUN、Cr）、血糖、肝機能、CPK、CPK with MB（CPK は適応があれば記載する。上昇時は MB 分画も記載する）、Troponin I/T（適応があれば記載する）
PT/PTT	凝固検査
尿検査	尿一般、尿沈渣
培養検査	血液培養（何セットかを記載する）、尿や喀痰など他の検体のグラム染色、培養
Imaging studies	画像評価

　なお画像は、心電図、胸部単純 X 線写真、超音波検査などが先に来ます。CT、MRI、内視鏡検査はその後になります。CT（MRI）の撮影臓器と造影剤使用の有無を明記します。

> ＜例：カルテ＞
> 腹部造影 CT、頭部単純 MRI

　一方、症例プレゼンテーションでは、検査所見・画像所見についてすべての所見を網羅する必要はなく、関連のある陽性所見・陰性所見を重視して述べます。

> ＜例：症例プレゼンテーション＞
> 急性心筋梗塞症例で
> 「白血球●●、CRP ●●、CPK △△、トロポニン I △△、BNP ○○です。
> 心電図では II、III、aVF で ST 上昇があり、対側誘導で ST 低下を認めます。
> 心エコー検査では左室下壁の壁運動低下を認めます」

12. 要約：患者サマリー（Summary）

カルテ、症例プレゼンテーションともに、病歴・身体所見・検査所見の中でのキーポイントについて、医学用語を用いて簡潔にまとめます。今までに述べた内容をピックアップして、おおよそ2－3センテンスにまとめて記載し、プレゼンテーションを行います。

> ＜例：カルテ＞
> ■■歳女性が3日前からの下腹部痛と血便で救急外来を受診。直腸診で肉眼的血便あり。CTで下行結腸からS状結腸に浮腫像を認めた。

> ＜例：症例プレゼンテーション＞
> まとめますと、■■歳女性が3日前からの下腹部痛と血便で救急外来を受診しました。直腸診で肉眼的血便があります。CTで下行結腸からS状結腸に浮腫像を認めております。

13. プロブレムリスト（Problem List）

カルテ記載、症例プレゼンテーションとも、下記のように列挙します。

> ＜例：カルテ記載、症例プレゼンテーション＞
> #1. ○○○
> #2. □□□
> #3. △△△

「～疑い」はプロブレムリストには入れません。また、医学生物学的問題点以外にも、心理学的・社会的問題もプロブレムに含まれます。
なお、今後統合されるかもしれない、現時点では判断できないプロブレムは、アルファベットなどを用いた仮プロブレムとしておきます。

14および15. アセスメントとプラン（Assessment and Plan（A/P））

プロブレムごとに患者の状態や病態の評価を行います。
カルテ記載では、診断（または診断仮説）に基づいた今後の診断計画（必要な検査など）、治療計画（処方内容など）、教育計画、予防計画、福祉計画など

について記載します（表3-11）。

表3-11　カルテに記載のプラン

診断計画（diagnostic：Dx）	診断、経過観察
治療計画（therapeutic：Tx）	根治療法、支持療法、蘇生（code status）、生活のケア（看護）、障害のケア（リハビリ）、心のケア（精神療法など）
教育・説明計画 （educational/explanatory：Ex）	説明（病状・方針）、教育（食事・運動・薬剤・セルフケア）
予防計画 （preventive/prophylactic：Px）	疾病予防、健康増進
福祉計画（welfare：Wx）	福祉サービス、退院調整

　症例プレゼンテーションでは、今回の疾患や状態と関連しそうなプロブレムとプランをプロブレムごとに述べます。

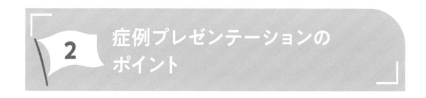

2 症例プレゼンテーションのポイント

症例プレゼンテーションの評価項目と評価者から見たポイント

　筆者が行っている症例プレゼンテーションの評価項目は、主に表3-12の7つです。

表3-12　症例プレゼンテーションの評価項目

1. 言語明瞭に発表できたか
2. 非言語的コミュニケーション（表情、視線、合間など）を適切に使用できたか
3. 症例プレゼンテーションの基本的項目を述べることができたか
4. 正しい医学用語を使用できていたか
5. プレゼンターの主観が混在していない情報を伝えられたか
6. 鑑別診断に必要な陽性・陰性の症状と所見が十分に述べられていたか
7. 的確な臨床推論とアセスメントができていたか

　以下、評価者の視点を踏まえ、各項目について、解説していきます。

ⅰ）言語明瞭に発表できたか

大きな声で言語明瞭にプレゼンテーションを行うのが基本です。聞き手としては静かに聞くのが基本ですが、多少ざわついていても十分に声が通って聞こえて、ざわつきが鎮まるくらいの大きな声でプレゼンテーションを行ってもらうと高評価です。

ⅱ）非言語的コミュニケーション（表情、視線、合間など）を適切に使用できたか

第1章でも述べたとおり、文頭や文章と文章の間に出てくる「えー」「まー」「あのー」などのつなぎ言葉が不適切に多いと、聞き取りにくくなります。日常会話ではよく使用するため気に留めないことも多いですが、症例プレゼンテーションの場では、聞き手の集中力をそぎます。つなぎ言葉は矯正できますので、普段から意識することが重要です。周囲からのアドバイスも必要です。外来診察風景をビデオ撮影し、このビデオを複数人でレビューしてください。つなぎ言葉を減らすことや喋り方の癖を把握するには、このビデオレビューで、自分自身の喋りを振り返るのが一番効果的です！

つなぎ言葉がなく、またテンポよく症例プレゼンテーションをしてもらうと高評価です。また、聞き手を意識して周囲を見回したり、画像提示に合わせて画像所見のプレゼンテーションを行ったりすることも評価者には好印象です。

ⅲ）症例プレゼンテーションの基本的項目を述べることができたか

表3-1（→ P.36）の中で必ず述べてほしい基本項目が以下になります。

＜基本項目＞
 1. 患者ID（年齢、性別、患者背景など）
 2. 主訴
12. 要約
13. プロブレムリスト
14. アセスメント
15. プラン

フルプレゼンテーションでは、基本項目はきちんと述べてください。なお、症例プレゼンテーションを行う普段のカンファレンスや学会発表では、時間制限があります。3〜5分の限られた時間のプレゼンテーションでどの項目を述

べるのか、内容の工夫が必要です。特に、トレーニングされていない症例プレゼンテーションでは、患者 ID や要約が抜けることが多く、基本的項目がきちんと述べられているかは評価の違いが出てくるポイントです。

　また、上記以外の項目では、以下のことに注意してください。

<その他注意点>
```
 3. 現病歴              →　簡潔に述べる
 4. 既往歴              →　重要な既往のみ
 9. システムレビュー（ROS）  →　重要な陽性所見／陰性所見のみ
10. 身体所見            →　重要な陽性所見／陰性所見のみ
11. 検査所見            →　重要な異常所見／正常所見のみ
```

　現病歴は、発表時間を意識して簡潔に述べるだけで十分です。不要に時間をかけてカルテ記載どおりに述べる必要はありません。身体所見や検査所見では、重要な陽性所見／陰性所見を述べてください。評価者としては、**特に重要な陰性所見を述べているかどうかで、プレゼンターの疾患への理解度がわかります。**

　そして、以下の項目は、省略可能です。

<省略可能な項目：重要なもののみで問題なし>
```
5. 薬剤使用歴
6. アレルギー歴
7. 家族歴
8. 社会生活歴
```

iv）正しい医学用語を使用できていたか
　正しい医学用語の使用も大切です。ついつい口語で非学術用語が用いられることがしばしばあります。よく間違えられる医学用語と非学術用語を表3-13 に記します。普段から正しい医学用語を用いることを心がけましょう。非医学用語を用いることで評価者の評価が低くなります。

ｖ）プレゼンターの主観が混在していない情報を伝えられたか
　第 1 章の「情報が正確である（Precise）」とも関連しますが、より良い症

表 3-13　よく間違えられる医学用語と非学術用語

口語で非学術用語	医学用語
入院となった	入院した
外来受診となった	外来受診した
救急搬送となった	救急搬送された
治療するも改善しなかった	治療を行ったが改善しなかった
食上げ	食形態を段階的に上げていく
呼吸苦	呼吸困難
嘔気	悪心
のど	咽頭
食思不振	食欲不振
胃部	心窩部
下血と血便の混同	黒色便と鮮血便
酸素○ L	酸素○ L/ 分
胸部レントゲン	胸部 X 線
胸部 X 線での下葉	下肺野
ワイセ（WBC）	白血球、ダブルビーシー
ハーベー（Hb）	ヘモグロビン、エイチ・ビー

※下血（黒色便）と血便（鮮血便）はともに医学用語です

例プレゼンテーションとして、<u>主観を除いた正確な情報の提示が必要です。特に病歴では、思いや推測ではなく、客観的事実を述べることが重要で、評価者</u>はこれができているかを評価します。

vi）鑑別診断に必要な陽性・陰性の症状と所見が十分に述べられていたか
　症例プレゼンテーションのトレーニングができていない人ほど、陽性所見のみ述べる傾向があります。診断がついているのであれば、それに関連する身体所見は陰性であっても述べる必要があります。<u>陰性所見をきちんと述べられているかを評価者は評価します。</u>

<例>
腎盂腎炎　　　→肋骨脊柱角（costovertebral angle：CVA）叩打痛あり
　　　　　　　　／なし
髄膜炎　　　　→項部硬直あり／なし

悪性腫瘍　　　→表在リンパ節の触知あり／なし

感染性心内膜炎→ Osler 結節あり／なし

vii）的確な臨床推論とアセスメントができていたか

　診断エラーに陥ることなく、臨床推論を的確に行ってください。<u>プロブレムリストを過不足なく列挙し、各々のプロブレムリストに対して、的確なアセスメントとプランニングを行いましょう。ここができているかどうかが、症例プレゼンテーションの一番のキモとなりますし、評価者が最も評価するポイント</u>です。

　最後に、筆者が使用している症例プレゼンテーション評価表を記します（表3-14）。自治医科大学で使用していたものを改変しています。

症例プレゼンテーションの基本的項目とプレゼンターから見たポイント

　プレゼンターが押さえておきたい、プレゼンテーションの基本的項目のポイントを提示します。

ⅰ）患者 ID（Identifying Date）、主訴（または受診理由）／ CC（Chief Complaint）

　<u>まず、Opening Statement として、年齢、性別、患者背景、併存疾患などの患者 ID を簡潔に述</u>べます。劇のタイトルのような感じで、1 センテンスで述べるとよいでしょう。そして<u>最初に、診断名や何目的の入院かを明示することが大切です。</u>これより、その症例プレゼンテーションの聞き手の注意と理解を進めましょう。

　また、聞き手に主訴から鑑別疾患が描けるようにしてもらうことも重要です。患者の言葉は、鑑別疾患・問題解決に有用であるときのみ使用します。それ以外は、基本的に医学用語に置き換えて、症例プレゼンテーションします。診断プロセスにおいては、病状や経過を説明する患者の発する具体的な言葉を医学的に分類し、より上位の概念に置き換え、普遍化した用語で考えます。この医学的な概念への置き換えを「Semantic Qualifier」と呼びましたね（第 2 章／→ P.17）。なるべく Semantic Qualifier を用いて、プレゼンテーションを行う習慣を日頃から養いましょう。

表 3-14　症例プレゼンテーション評価表（表面）

症例プレゼンテーション（5min Presentation）評価表

202 　年　　月　　日　評価者氏名：＿＿＿＿＿＿＿＿＿　　　　発表者氏名：＿＿＿＿＿＿＿＿＿

1. 言語明瞭に発表できたか　　　　　　　　改善を要す ◀━━━━━━━▶ 素晴らしい

評価	0	1	2	3	4	5	6	7	8	9	10

2. 非言語的コミュニケーション（表情、視線、合間など）を適切に使用できたか

評価	0	1	2	3	4	5	6	7	8	9	10

3. プレゼンテーションの基本的項目（裏面）を述べることができたか

評価	0	1	2	3	4	5	6	7	8	9	10

4. 正しい医学用語を使用できていたか

評価	0	1	2	3	4	5	6	7	8	9	10

5. プレゼンターの主観が混在していない情報を伝えられたか

評価	0	1	2	3	4	5	6	7	8	9	10

6. 鑑別診断に必要な陽性・陰性の症状と所見が十分に述べられていたか

評価	0	1	2	3	4	5	6	7	8	9	10

7. 的確な臨床推論とアセスメントができていたか

評価	0	1	2	3	4	5	6	7	8	9	10

【総合評価】

評価	0	1	2	3	4	5	6	7	8	9	10

【発表時間】　　　分　　　秒（プレゼン完遂）　/　　時間超過で終了

【症例の難易度】　　　0.易しい ◀━━━━━━━▶ 3.難しい

0	1	2	3
☐	☐	☐	☐

表 3-14　症例プレゼンテーション評価表（裏面）

```
　　　　　　　　　－プレゼンテーションの基本的項目－
● 患者 ID（年齢、性別、患者背景など）　　● 身体所見
● 入院理由・入院病名　　　　　　　　　　● 検査所見
● 主訴　　　　　　　　　　　　　　　　　● 要約
● 現病歴　　　　　　　　　　　　　　　　● プロブレムリスト
● 既往歴　　　　　　　　　　　　　　　　● アセスメント
●システムレビュー（ROS）　　　　　　　 ● プラン
●薬剤使用歴/アレルギー/家族歴/社会生活歴は重要なもののみ
```

【コメント】⇒どの患者のプレゼンかわかるよう〇〇の症例（　　　　　　　　　　　　　　の症例）

ii）現病歴／HPI（History of Present Illness）

　主語は、原則患者です。主語の一致を意識しましょう。

　時間経過は、表現を統一します。「年月日」で述べるのは避けます。また症状は、発症後、時間経過と共に述べる（chronological order）ことが大事です（例：入院 5 日前に発症し、それが毎日 1 日 3 時間続いたなど）。患者はしばしば自分が一番関心のあることから順に述べるため、時系列どおりではないことが多いです。この時系列を整理することにより、聞き手に時間経過が伝わりやすくなります。

　病歴は、LQQTSFA（または OPQRST）を含む内容になっていることが望ましいです。流れも、LQQTSFA（または OPQRST）を現病歴の後に述べてもよいでしょう〔例：胸痛の場合、「胸痛の性状についての LQQTSFA（または OPQRST）を述べます」など〕。これにより例え、プレゼンターが診断に至らない／診断が間違っていても、上級医の聞き手なら症状解析ができ、診断がつきやすくなります。

iii）既往歴／PMH（Past Medical History）

　薬剤使用歴（Medications）、アレルギー（Allergies）、家族歴（Family History：FH）、社会生活歴（Social History：SH）、システムレビュー（Review of systems：ROS）は、現病歴で一度出てきた各種歴を繰り返し述べるのは極力避けましょう。例えば、Opening Statement として「アルツハイマー

型認知症のある 80 歳男性」として述べていれば、既往歴で「アルツハイマー型認知症」と繰り返し述べる必要はありません。

　既往歴は、関連のある陽性・陰性所見を中心に述べましょう。診断がついているのであれば、それに関連する既往歴は陰性でも述べる必要があります。

　なお、既往歴を述べるとき、テンポも話すスピードも大事です。リズムよく行いましょう。

iv）身体所見／PE（Physical Examination）

<u>まず、バイタルサインと全身状態を簡潔に述べます。</u>

<u>バイタルサインは、意識レベル、血圧、脈拍数、体温、呼吸数をすべて述べてください。</u>なお、感染症や呼吸器疾患であっても、呼吸数が抜け落ちている症例プレゼンテーションをしばしば耳にします（呼吸数が機械測定しにくいことが要因として考えられますが）。重症患者では、呼吸数が予後と直結することが知られています[1]。<u>重症患者ほど、呼吸数を自分で測定する癖を身につけましょう。また同様に、意識障害での簡易血糖測定も、バイタルサインのところで述べましょう。</u>

　<u>全身状態は、陽性所見あるいは陰性所見を中心に展開</u>します。問題点や、鑑別疾患の列挙・確立に関係する臓器システムに関しての身体所見は、より詳しく、関連する陽性所見・陰性所見を述べてください。

　なお、聞き手が嫌がる冗長な症例プレゼンテーションを避けるため、また発表時間を短くするために、重要な所見を述べた後に「その他、特に異常ありません」と締めくくるとよいでしょう。

> ＜例＞
> 腎盂腎炎の場合、肋骨脊柱角（costovertebral angle；CVA）叩打痛あり／なし
> 髄膜炎の場合、項部硬直あり／なし
> 悪性腫瘍の場合、表在リンパ節の触知あり／なし
> 感染性心内膜炎の場合、Osler 結節あり／なし

ｖ）検体検査所見／Laboratory test results

　画像所見（Images）の基本は、<u>一般的検査→特殊検査の順</u>で述べます。具体的には「血液・尿 → 画像 → その他の順」で述べます。また画像は、心電図、胸部単純 X 線写真、超音波検査などが先です。CT、MRI、内視鏡検査はその

後になります。ただし、鑑別疾患確立に必要な検査結果で、聞き手が知りたいと思う検査は、早めに述べます。胸部 X 線写真の異常を指摘され紹介されたのであれば、心電図より胸部 X 線所見を先に述べる工夫が必要です。現病歴の段階で提示してしまってもよいでしょう。

　検体検査所見でも、すべての所見を網羅する必要はありません。関連のある陽性所見・陰性所見を重視してください。正常値をだらだら読むことはしません。また、検査所見の解釈はここで述べません。高値・低値などの解釈を述べると症例プレゼンテーションが冗長となり、聞き手に伝わりにくくなります。

vi）要約（患者サマリー）／ Summary

　複雑な症例では、これまでの病歴や身体所見・検査所見をもとに、要点を 2〜3 センテンスでまとめます。プレゼンターが思っているほど聞き手には伝わっていませんし、聞き手が集中して聞いているとは限りません。要約をいれることで、再度、患者の状態が端的に聞き手に伝わります。

＜例＞
腎盂腎炎の症例：
まとめますと、生来健康な 28 歳女性が、2 日前からの発熱と排尿時痛、残尿感で受診。右 CVA 叩打痛が陽性で、血液検査で炎症反応の上昇と、尿検査で膿尿細菌尿を認めました。

好酸球性多発血管炎性肉芽腫症の症例：
要約です。3 年前に診断された難治性の気管支喘息で通院中の 58 歳女性が、2 週間前から続く発熱と右下肢のしびれ、両下肢の紫斑で受診。血液検査で炎症反応の上昇、好酸球上昇、ANCA 陽性を認めました。

vii）プロブレムリスト／ Problem List

　最も重要なプロブレムを最初に挙げます。そして、重症度の高いものや致命的となる可能性があるものから述べます。
　診断が確定していれば、その診断名を述べます。ただし可能な限り、確定していないものについて、疑い病名や、S/O の病名で述べることは避けましょう。確定していない場合は、病名ではなく症状や所見などのプロブレムを列挙します。

今回の主訴・問題点と関係がない、あるいは活動性の低い問題点は、カルテには記載しますが症例プレゼンテーションでは省きます。

viii）アセスメントとプラン／ Assessment and Plan（A/P）

プロプレムごとに述べましょう。

まず、**一番考えられる診断とその理由を述べ**ます。症例プレゼンテーションでは、①診断（または診断仮説）に基づいた今後の**診断計画**（必要な検査など）、②**治療計画**（処方内容など）、③**教育計画**について述べます。予防計画や福祉計画は状況に応じて説明します（表 3-15）。なお、カルテには、診断計画や治療計画、教育計画を記載します。

表 3-15　プラン

診断計画 （diagnostic：Dx）	診断、経過観察	―
治療計画 （therapeutic：Tx）	・根治療法、支持療法、蘇生 　（code status） ・生活のケア（看護）、障害の 　ケア（リハビリ） ・心のケア（精神療法など）	―
教育・説明計画 （educational/ Explanatory：Ex）	説明（病状・方針）、教育（食事・運動・薬剤・セルフケア）	<例> ・COPD 患者が肺炎で入院した場合、禁煙について指導。 ・糖尿病が悪化し、インスリン導入目的に入院した患者の場合、インスリンにより糖毒性を解除するとともに、インスリンの使用方法や自己血糖測定について教育。
予防計画 （preventive/ Prophylactic：Px）	疾病予防、健康増進	<例> 市中肺炎の高齢者患者の場合、退院後は肺炎球菌ワクチン接種を推奨。
福祉計画 （welfare：Wx）	福祉サービス、退院調整	<例> 高齢独居でフレイルな患者の場合、介護サービスの調整を行い、並行しながら施設入所も検討。

次に、患者の状態や病態の評価などを踏まえ**鑑別疾患を述べると同時に、それを裏付ける所見と反する所見を述べ**ます。緊急性の高い疾患、頻度の高い疾患、治療可能な疾患、文脈を踏まえた疾患などを、ここで鑑別していきま

す。なお、疑い病名やS/Oの病名は、アセスメント内で提示します。なぜ、それが疑わしいか、なぜそれが否定的かを述べます。

　そして、アセスメントとプランを述べるとき、先述の「4Cアプローチ法」（表2-3／→P.24）も意識しましょう。重症度や優先度の低いものは、時間的な余裕があれば、プロブレムとしては後半に簡潔にプレゼンテーションしてもよいです。また時間に応じて、カルテには十分に記載はするものの、症例プレゼンテーションでは述べないこともあります。

3　症例プレゼンテーションの能力向上

　私が自治医科大学総合診療内科（自治医科大学地域医療学センター総合診療部門）所属時代に、山本祐先生、松村正巳教授らとともに、研修医・専攻医の症例プレゼンテーション能力向上を目指した取り組みを行っており、2015年の医学教育学会で、その研究成果を発表しました[2]。

　プレゼンテーション能力は、医師にとって重要な能力の一つです。研修医の情報伝達や情報共有の他、情報評価（真偽の判断）・臨床推論能力など担当している患者の問題解決への状況を、指導者は短時間で評価できます。一方、医学部の卒前・卒後教育において、プレゼンテーション技法を系統立てて教育する機会が少ないのが現状です。自治医科大学総合診療内科（当科）では、以前より卒後研修の一環として、診療におけるプレゼンテーションに重点を置いて教育を行ってきました。

　研究の目的として、私たちが継続的かつ系統的に行っている研修医に対するプレゼンテーション能力の向上のための教育について、その有効性を客観的に評価・確認することとしました。

　教育手法は、当科ローテート研修医にプレゼンテーションの標準フォーマットを提示し、毎日の入院患者のカンファレンスにおける症例プレゼンテーション（新患入院患者はフルプレゼンテーション、既存入院患者はショートプレゼンテーション）とディスカッションに加えて、週1回の現病歴から診療評価・治療方針に至るまでのフルプレゼンテーションとその評価を行いました。つまり週1回、あらかじめ発表症例を指定して、しっかり準備をしてもらったう

えで、10分間でのフルプレゼンテーションを行ってもらっていました。それを評価項目（表3-12／→P.54）に沿って評価して、フィードバックするという作業を、2～3か月の研修医がローテートする期間中、毎週行っていました。

そして、2014年度に当科をローテーションした卒後1～3年目の研修医・専攻医16名（1年目9名、2年目5名、3年目2名）に対して、当科ローテート開始時と、開始2か月の時点で症例プレゼンテーション評価（表3-12と総合評価）を行い、前後比較でプレゼンテーション能力の向上の評価を行いました。

なお評価者は、個々の評価プレゼンテーションの指導に直接あたっていない、内科専門医の資格を有する3名で行いました。各評価項目は（表3-14に表示した10段階ではなく）0～3点の4段階で評価し、研修医のローテート開始時と、開始2か月の時点の評価に基づき、Paired t 検定で前後比較を行いました（表3-16）。

各項目とも研修前後で評価スコアは上昇傾向ですが、

- 非言語的コミュニケーション（表情、視線、合間など）を適切に使用できたか（非言語的コミュニケーション）
- 症例プレゼンテーションの基本的項目を述べることができたか（基本的項目の網羅）
- 鑑別診断に必要な陽性・陰性の症状と所見が十分に述べられていたか（鑑別診断に必要な陽性・陰性の症状と所見）
- 的確な臨床推論とアセスメントができていたか（的確な臨床推論とアセスメント）
- プレゼンテーション全体の総合評価（総合評価）においては、評価スコアが有意に上昇しました。中でも、
- <u>非言語的コミュニケーション（表情、視線、合間など）を適切に使用できたか（非言語的コミュニケーション）</u>
- <u>鑑別診断に必要な陽性・陰性の症状と所見が十分に述べられていたか（鑑別診断に必要な陽性・陰性の症状と所見）</u>

においては、実習開始時の評価スコアがかなり低く、プレゼンテーションの教育において、特に留意すべき項目と考えられました。

結論として、当科で行っている日々の継続的かつ系統的なプレゼンテーショ

表 3-16　結果

項　　目	開始時 平均± SD	開始 2 か月後 平均± SD	研修前後の差後 －前（95% CI）	p 値
言語明瞭	2.19 ± 0.46	2.30 ± 0.39	0.11 （－ 0.11-0.34）	0.298
非言語的コミュニ ケーション	1.10 ± 0.68	1.64 ± 0.65	0.54 （0.08-1.00）	0.025
基本的項目の網羅	1.96 ± 0.29	2.33 ± 0.36	0.38 （0.16-0.58）	0.002
正しい医学用語	1.77 ± 0.58	1.99 ± 0.47	0.22 （－ 0.10-0.53）	0.160
プレゼンターの主 観のない情報	1.74 ± 0.43	1.95 ± 0.29	0.21 （－ 0.08-0.50）	0.145
十分な鑑別診断の 提示	1.60 ± 0.51	1.77 ± 0.48	0.17 （－ 0.12-0.45）	0.234
鑑別診断に必要な 陽性・陰性の症状 と所見	1.20 ± 0.50	1.66 ± 0.31	0.45 （0.21-0.69）	0.001
的確な臨床推論と アセスメント	1.46 ± 0.41	1.83 ± 0.40	0.37 （0.12-0.63）	0.007
総合評価	1.48 ± 0.41	1.95 ± 0.35	0.48 （0.22-0.78）	0.001

注）SD：標準偏差、CI：信頼区間
非言語的コミュニケーション、基本的項目の網羅、鑑別診断に必要な陽性・陰性の症状と所見、的確な臨床推論とアセスメント、プレゼンテーションの総合評価において、2 か月間のトレーニングによって有意にプレゼンテーション能力が向上。

ン能力の向上のための教育は、有効であるとわかりました。

　<u>症例プレゼンテーションの基本型を知っていれば、基本的項目は網羅し、確認できます。そして、プレゼンテーションの基本型を意識してトレーニングしていくことで、的確な臨床推論とアセスメントや、プレゼンテーションの総合評価の能力向上につながります。</u>つまり、症例プレゼンテーションの基本型どおりにプレゼンテーションのトレーニングを積むことで、臨床推論能力も身についてくるのです。また、適切にフィードバックを受けながら、継続的かつ系統的なプレゼンテーションを繰り返し行うことで、プレゼンテーション能力も向上していきます。皆さんもどんどん積極的にプレゼンテーションを行っていきましょう。

参考文献

1) Kenzaka T, et al. Importance of vital signs to the early diagnosis and severity of sepsis: association between vital signs and sequential organ failure assessment score in patients with sepsis. Intern Med. 2021; 51: 871-876.
2) 見坂恒明, 他. 研修医のプレゼンテーション能力向上の教育の有効性についての検討. 医学教育. 2015; 46: 165.

Column.3

手段的日常生活動作（IADL）はフルですか？

　第3章で、手段的日常生活動作（Instrumental Activity of Daily Living：IADL）を紹介しました（表3-6）。認知症や見当識障害といった患者では、こういったIADLを述べることが重要となります。私はというと、掃除や片付けがいまいち、お金や財布の管理も雑、炊事もほとんどしない……。私のIADLはかなり低いようです。

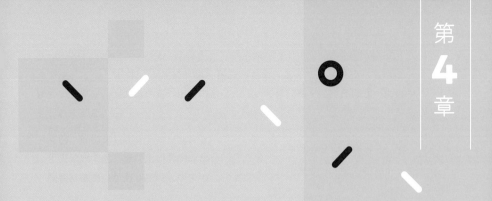

第 4 章

プレゼンテーション練習帳

症例プレゼンテーションの練習
（入院シンプル症例）

1

　では、実際にプレゼンテーションを行ってみましょう。まず、カルテ記載に準じた症例サマリーを提示します。

症例提示 1（入院シンプル症例）

【症例】78 歳男性

【主訴】発熱

【現病歴】

受診 3 日前に 37.5℃の発熱と全身倦怠感が出現した。

当院受診前日午後には、発熱に加え、頭痛と悪寒が出現した。

受診当日も症状の改善がなく、M 診療所を受診した。体温 37.8℃、血液検査で白血球 8,200/μL、CRP 7.5 mg/dL であり、胸部 X 線写真で左肺野の浸潤影を認めたため、当院を紹介受診した。

【Review of systems】

陽性所見：発熱、悪寒、全身倦怠感、頭痛

陰性所見：戦慄、鼻汁、咽頭痛、咳嗽、喀痰、悪心、腹痛、下痢、関節痛

【既往歴】2 型糖尿病（HbA1c 6.9 ％：6 か月前）、脂質異常症

【薬剤使用歴】

シタグリプチン　50 mg　1 錠分 1　朝食後

ピオグリタゾン　30 mg　1 錠分 1　朝食後

アトルバスタチン 5 mg　1 錠分 1　朝食後

【社会生活歴】

喫煙：過去喫煙者　20 ～ 45 歳まで 20 本 / 日

飲酒：機会飲酒

日常生活動作：自立、職業：無職

周囲に同様の症状の人はなし
肺炎球菌ワクチン接種歴：あり（75 歳時）

【身体所見】
意識 JCS 0、体温 39.1℃、血圧 166/93 mmHg、脈拍 96 回 / 分 不整、
呼吸数 18 回 / 分、SpO₂ 93%（室内気）
項部硬直なし
頸部リンパ節腫脹なし、咽頭発赤なし
呼吸音 清、心音 不整 心雑音なし
口腔内乾燥なし、皮膚ツルゴール 低下なし、capillary refilling time 3 秒
以内
下腿浮腫なし

【血液検査】※↑：基準値より高値、↓：基準値より低値

WBC	8,990/mL	↑
Hb	14.9 g/dL	
Plt	15.4 × 10⁴/ μL	↓
Neutro	77.4%	↑
Lymph	15.2%	↓
TP	7.2 g/dL	
T.Bil	0.9 mg/dL	
AST	20 U/L	
ALT	16 U/L	
LD	225 U/L	↑
UN	15.7 mg/dL	
Cr	0.98 mg/dL	
eGFR	57	
Na	134 mEq/L	↓
K	3.5 mEq/L	↓
Cl	95 mEq/L	↓
血糖	173 mg/dL	↑
HbA1c	7.5%	↑
CRP	9.73 mg/dL	↑
BNP	331.3 pg/mL	↑

【12 誘導心電図】
心拍数 99 回 / 分、心房細動リズム、正常軸、ST-T 変化なし

【胸部 X 線写真（立位正面像）】
心胸郭比 45％、左肋骨横隔膜角 鈍、左中肺野に浸潤影あり

【微生物学的検査】
喀痰検査 喀痰の喀出なく提出できず
インフルエンザ抗原 A（ー）、B（ー）
SARS-CoV2 PCR（ー）
尿肺炎球菌抗原（ー）
尿レジオネラ抗原（ー）

【プロブレムリスト】
左急性肺炎
2 型糖尿病
心房細動

【アセスメント＆プラン】
左急性肺炎
発熱と胸部 X 線写真で浸潤影を認めたことから診断した。A-DROP 1 点（年齢）。
経口抗菌薬で外来治療も考慮したが、本人と家族の希望により入院加療とした。
喀痰検査は喀痰の喀出不良で提出できなかった。今後、喀痰が喀出できれば、提出予定である。
市中肺炎の主な起炎菌として、肺炎球菌、BLNAR も含めたインフルエンザ桿菌、モラキセラのカバー目的に、セフトリアキソン 2 g/ 日で治療を開始した。
抗菌薬投与は解熱 3 日を目途に終了予定。

2 型糖尿病
血糖測定し、空腹時血糖 150 mg/dL 以下を目標とする。
血糖値をチェックしながら、必要に応じて内服薬調整やインスリン導入を

検討する。

心房細動
これまでの指摘なし。
CHADS$_2$ 2 点（年齢・糖尿病）で、DOAC 導入を検討。
心不全を疑う所見なし。弁膜症スクリーニング目的に、心臓超音波検査を計画する。

症例提示 1 のプレゼンテーション

では、実際のプレゼンテーション（口述する文言）の例です。

糖尿病の既往がある 78 歳男性が発熱で受診し、左急性肺炎の診断で入院しました。

主訴は、発熱です。
現病歴です。
受診 3 日前に 37.5℃の発熱と全身倦怠感が出現しました。当院受診前日午後には発熱に加え、頭痛と悪寒が出現し、持続するため、M 診療所を受診しました。血液検査で白血球 8,200、CRP 7.5、胸部 X 線写真で左肺野の浸潤影を認めたため当院を紹介受診しました。
ROS 陰性所見は、戦慄、鼻汁、咽頭痛、咳嗽、喀痰、悪心、腹痛、下痢、関節痛です。
既往に、直近の HbA1c 6.9％の 2 型糖尿病と脂質異常症があり、シタグリプチン 50 mg、ピオグリタゾン 30 mg、アトルバスタチン 5 mg を内服しています。
ADL は自立、20 歳から 45 歳まで 1 日 20 本の喫煙歴があります。
肺炎球菌ワクチンは接種済みで、周囲に同様の症状の方はいません。

来院時、意識 清明、体温 39.1℃、血圧 166/93、脈拍数 96 不整、呼吸数 18、室内気で SpO$_2$ 93％でした。
咽頭発赤と頸部リンパ節腫脹はなく、呼吸音は清でした。口腔内乾燥はなく、皮膚ツルゴール低下なし、CRT は 3 秒以内でした。
血液検査では、白血球 8,990 で好中球 77.4％、Hb 14.9、血小板 15.4、

BUN 15.7、Cr 0.98、肝機能や電解質に異常はありません。CRP 9.73、血糖 173、HbA1c 7.5、BNP 331 でした。

心電図は、心拍数 99 回、心房細動リズム、正常軸、ST-T 変化はありません。

胸部 X 線写真は、CTR 45％、左 CPA dull、左中肺野に浸潤影がありました。

喀痰の喀出はなく、喀痰培養は未実施です。尿中肺炎球菌抗原は陰性、インフルエンザ抗原と新型コロナの PCR は陰性でした。

以上をまとめますと、糖尿病の既往のある 78 歳男性が受診 3 日前からの発熱で受診し、血液検査で炎症反応の上昇と胸部 X 線写真で左中肺野に浸潤影があり、急性肺炎と診断しました。

主なプレブレムリストは、肺炎、糖尿病、心房細動です。

急性肺炎については、A-DROP で年齢のみの 1 点であり、外来治療も考慮しましたが、全身倦怠感が強く、入院治療としました。

ターゲットとして肺炎球菌、インフルエンザ桿菌、モラキセラを考慮し、セフトリアキソン 1 日 2 ｇで開始しました。治療は解熱 3 日までを目処にしています。

糖尿病については、空腹時血糖 150 前後を目標に、薬剤調整を行います。

心房細動は、新規の指摘であり、CHADS$_2$ スコア 2 点です。今後 DOAC の投与を検討しています。

以上です。

症例提示 1 のプレゼンテーションの重要箇所の解説

糖尿病の既往がある 78 歳男性が発熱で受診し、左急性肺炎の診断で入院しました。

Opening Statement では、患者背景や入院理由を、簡潔に 1 センテンスで劇のタイトルのように述べることが重要です。

主訴は、発熱です。
現病歴です。

受診 3 日前に 37.5℃の発熱と全身倦怠感が出現しました。当院受診前日午後には発熱に加え、頭痛と悪寒が出現し、持続するため、M 診療所を受診しました。血液検査で白血球 8,200、CRP 7.5、胸部 X 線写真で左肺野の浸潤影を認めたため当院を紹介受診しました。

主訴から鑑別疾患が描けるように、患者の言葉は医学用語に置き換えて述べる必要があります。
【現病歴】はそのまますべてを述べる必要はなく、全体のプレゼンテーション時間を意識して、省略することは可能です。ただし、キーとなる病歴自体は割愛しないようにしっかりプレゼンテーションしてください。
【現病歴】では、主語が患者であることにも注意してください。
「年月日」で述べるのは避けて、受診何日前というように述べます。また、経過は発症して以来の時間経過と共に述べます（chronological order）。
白血球高値、CRP 高値でも構いませんが、**具体的な数値を述べたほうが、その程度が聞き手に伝わりやすいでしょう。**極端な話では、CRP 0.9 でも高値になってしまいます。

ROS 陰性所見は、戦慄、鼻汁、咽頭痛、咳嗽、喀痰、悪心、腹痛、下痢、関節痛です。

【Review of systems（ROS）】では、一度述べたことの反復を避けます。
現病歴に述べた、発熱、悪寒、全身倦怠感、頭痛は ROS で再度、述べる必要はありません。また、ROS では関連のある陽性・陰性所見を中心に述べます。

既往に、直近の HbA1c 6.9％の 2 型糖尿病と脂質異常症があり、シタグリプチン 50 mg、ピオグリタゾン 30 mg、アトルバスタチン 5 mg を内服しています。
ADL は自立、20 歳から 45 歳まで 1 日 20 本の喫煙歴があります。
肺炎球菌ワクチンは接種済みで、周囲に同様の症状の方はいません。

【既往歴】はすべて述べてもよいですし、既往が多ければ、今回の入院に関連のある既往のみを述べます。今回は、肺炎で入院のため、免疫力が低下する糖尿病に関連することを述べることが重要です。今回では提示できていませんが、可能なら何年来の糖尿病なのか、直近の HbA1c 6.9％というコントロール状況も述べるのが望ましいです。

【薬剤使用歴】もやはり、今回と関連のあるものは述べる必要があります。薬剤使用が多ければ、重要なもののみをピックアップして述べるだけでも構いません。今回は、肺炎で入院のため、免疫力が低下する糖尿病に関連することを述べることが重要です。シタグリプチンやピオグリタゾンの内服は必ず述べる必要があります。

【社会生活歴】は少し省力も可能ですが、今回は肺炎症例のため、喫煙歴は重要です。また感染症なので、周囲の流行状況やワクチン接種歴は感染源や今後の予防を考えるうえで、重要なポイントとなります。

来院時、意識 清明、体温 39.1℃、血圧 166/93、脈拍数 96 不整、呼吸数 18、室内気で SpO_2 93％でした。
咽頭発赤と頸部リンパ節腫脹はなく、呼吸音は清でした。口腔内乾燥はなく、皮膚ツルゴール低下なし、CRT は 3 秒以内でした。

【身体所見】では、バイタルサインをしっかり述べることが重要です。バイタルサインは「生命徴候」です！ 生命徴候とは、人間が「生きている」ことを示す指標で、「脈拍」「血圧」「呼吸」「体温」の 4 つの指標です（4 classic vital signs）。感染症では特に呼吸数が大切ですし、呼吸器感染症では SpO_2 93％は重要です。また、意識レベルも肺炎の重要度の基準の一つであり、述べる必要があります。他方、身体所見は、疾患に関連する陽性所見を中心に展開、もしくは陰性所見を中心に展開します。プロブレムリスト、鑑別疾患確立に関係する臓器システムに関しての身体所見は詳しく述べます。今回であれば、気道に関連する身体所見（咽頭、頸部リンパ節、呼吸音）や、脱水所見（口腔内乾燥、ツルゴール、CRT など）に関連する身体所見はしっかり述べる必要があります。重要な所見のみを述べる、または、述べた後に「その他、特に異常ありません」とプレゼンテーションでも構いません。

血液検査では、白血球 8,990 で好中球 77.4％、Hb 14.9、血小板 15.4、BUN 15.7、Cr 0.98、肝機能や電解質に異常はありません。CRP 9.73、血糖 173、HbA1c 7.5、BNP 331 でした。

血液検査は重要な検査値のみを述べてください。また、述べる検査値は数値を述べるだけで十分です。時に「白血球 8,990 と高値で、CRP 9.73 も高値でした。また○○は△△（数値）と低値でした」のようなプレゼンテーションを聞きますが、ここでは純粋に数値のみを述べてください。高値・低値の

解釈はプレゼンテーションが冗長になり、リズムが悪く、また聞き手に伝わりにくくなります。BUN は肺炎の重症度スコアに含まれる項目のため、数値を述べてください。一方、肝機能は重症度スコアには含まれないため、特に異常な数値でなければ、「肝機能に異常はありません」の一括りで述べて構いません。心房細動のことに言及するため、BNP 値は述べたいですし、感染症関連で糖尿病を併発しているため、血糖値や HbA1c の値は聞き手には欲しい情報であり、しっかり述べてください。

心電図では、心拍数 99 回、心房細動リズム、正常軸、ST-T 変化はありません。
胸部 X 線写真は、CTR 45%、左 CPA dull、左中肺野に浸潤影がありました。

心電図や胸部 X 線写真などの基本的検査は普段から自分で読影して、しっかり所見を述べるトレーニングを行ってください。プレゼンテーションを行う疾患にかかわらず、この所見を述べる癖がついているか、述べずに CT やエコーなどの読影結果がつく検査結果を述べるかで、普段からのトレーニング具合が出やすいです。ここはきれいに言及してほしいところです。特に心房細動が新規に見つかっているので、心電図所見の読影は必須です。また、肺炎症例のため、胸部 X 線写真は必須です。今回は CT 所見を提示していませんが、CT 所見があっても、まず胸部 X 線の所見を述べることが重要です。

喀痰の喀出はなく、喀痰培養は未実施です。尿中肺炎球菌抗原は陰性、インフルエンザ抗原と新型コロナの PCR は陰性でした。

しばしば血液検査の後に、すぐ【微生物学的検査】に移り、尿肺炎球菌抗原やレジオネラ抗原の結果を述べるプレゼンテーションを見受けます。しかしここは、第 2 章の日常初期診療における診察と臨床検査の進め方（図 2-2 ／→ P.20）に則って、まず「胸部 X 線で肺炎がわかりました。次に微生物学的な検索をしました」という流れでプレゼンテーションを行ってほしいところです。「喀痰の喀出はなく、喀痰培養は未実施です」という、行おうとしたができなかったことのプレゼンテーションも重要です。プレゼンテーションしないと「なぜ、行えていないの？」という疑問が聞き手に生じます。できていない理由をさらっとスマートに述べましょう。

以上をまとめますと、糖尿病の既往のある 78 歳男性が受診 3 日前からの発熱で受診し、血液検査で炎症反応の上昇と胸部 X 線写真で左中肺野に浸潤影があり、急性肺炎と診断しました。

【プロブレムリスト】【アセスメント＆プラン】に移る前に、【要約（患者サマリー）】をしっかり述べましょう。特に複雑な症例ほど、これまでのまとめを 2 〜 3 センテンスでまとめることが効果的です。発表者が一生懸命プレゼンテーションしていても、意外に聞き手は少し受け流しながら聞いていることが多いものです。聞き逃しも多々あります。そこで、【要約（患者サマリー）】をしっかり述べることで、病歴と所見の重要事項の再確認が聞き手にうまく伝わります。プレゼンテーションが上手な発表者ほど、この【要約（患者サマリー）】を効果的に取り入れています。

主なプレブレムリストは、肺炎、糖尿病、心房細動です。

プレゼンテーション時間に余裕があれば、主なプロブレムリストを述べてください。時間がなければ省略も可能です。これから次のことについて詳しく述べますよ、という聞き手へのアピールになります。

急性肺炎については、A-DROP で年齢のみの 1 点であり、外来治療も考慮しましたが、全身倦怠感が強く、入院治療としました。
ターゲットとして肺炎球菌、インフルエンザ桿菌、モラキセラを考慮し、セフトリアキソン 1 日 2 ｇで開始しました。治療は解熱 3 日までを目処にしています。

【プロブレムリスト】【アセスメント＆プラン】は、最も重要なプロブレムを最初に挙げてください。特に入院理由になった疾患や症候を重症度の高いもの、致命的となる可能性があるものから述べてください。診断が確定していればその診断名を、確定していなければ、その症候を列挙してください。
【アセスメント＆プラン】はプロブレムごとに述べてください。一番考えられる診断とその理由を述べます。その後、鑑別疾患を述べると同時に、それを裏付ける所見と反する所見を述べます。診断（または診断仮説）に基づいた今後の診断計画（必要な検査など）、治療計画（処方内容など）、および教育計画についても必要であれば、述べてください。つまり、肺炎

球菌ワクチンが未接種であれば退院後に接種が必要であること、現在喫煙者であれば禁煙が必要であること、などを述べることを考慮します。

　本症例のプレゼンテーションでは、まず、「血液検査で炎症反応の上昇と胸部X線写真で左中肺野に浸潤影があり、急性肺炎と診断しました」という診断根拠がコモンな疾患であるため、【要約（患者サマリー）】での繰り返しは避けています。次に、市中肺炎のA-DROPなど、重症度スコアや分類基準、病期分類などがある疾患は、しっかりそれを述べてください。本症例では、A-DROPで年齢のみの1点と重症度を述べています。治療について、今回は入院時点で喀痰検査ができておらず、想定する細菌を述べることで、使用する抗菌薬（セフトリアキソン）の選択理由を述べています。

　過去喫煙者であることや、肺炎球菌ワクチン接種歴がある（75歳時）ことから、教育計画や予防計画は省略しています。

> ＃糖尿病については、空腹時血糖150前後を目標に、薬剤調整を行います。
> ＃心房細動は、新規の指摘であり、CHADS$_2$スコア2点です。今後DOACの投与を検討しています。
> 以上です。

メインプロブレム以外も、全体のプレゼンテーション時間を意識しつつ、主要なものは述べる必要があります。一方で、今回の主訴・問題点とは関係がない、あるいは活動性の低い問題点は、診療録には記載しますがプレゼンテーションでは省略します。

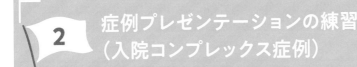

2 症例プレゼンテーションの練習（入院コンプレックス症例）

　次に、もう少し複雑な症例のプレゼンテーションについて、考えてみましょう。まずは、カルテ記載に準じた症例サマリーを提示します。

症例提示2（入院コンプレックス症例）

【症例】76歳男性

【主訴】全身倦怠感、労作時呼吸困難

【既往歴】
16 年前　狭心症に対して冠動脈バイパス術
7 年前　慢性胃炎

【併存症】
脂質異常症、高血圧

【薬剤使用歴】
常用薬として
アスピリン 100 mg/ 日、ランソプラゾール 15 mg/ 日、メトプロロール 60 mg/ 日、プラバスタチン 10 mg/ 日

【社会生活歴】
日常生活動作：自立、家族構成：妻と 2 人暮らし
喫煙歴：前喫煙者（20 本 / 日 20 歳時から 40 年間）
飲酒歴：機会飲酒.
アレルギー歴：鯖で皮疹、その他、食品・薬剤ともになし

【現病歴】
（今回受診の）5 か月前、胸やけを主訴に自宅近くの M 診療所を受診。血中ヘモグロビン 9.0 g/dL を指摘され、当院の消化器内科を紹介受診した。5 か月前の内科受診時の血液検査は以下の【血液検査の経過表】に示す。上部消化管内視鏡検査で、胃体下部に過形成性ポリープと萎縮性胃炎（0-Ⅲ）を認めた。
（今回受診の）3 か月前に過形成性ポリープに対して内視鏡的粘膜剥離術（ESD）が施行された。切除標本の病理組織学的検査の結果は cancer in polyp であった。
（今回受診の）2 か月前、ESD 後の上部消化管内視鏡フォローアップ検査では、特記所見を認めなかった。
2 か月前の消化器内科受診時の血液検査は表に示す。
（今回受診の）1 か月前から、全身倦怠感、労作時呼吸困難が出現した。症状は徐々に増悪し、1 日前に M 診療所を再受診した。血中ヘモグロビ

ン 5.6 g/dL を指摘され、当院内科外来を紹介受診した。

【Review of systems】
【陽性所見】
全身倦怠感、労作時呼吸困難、動悸、食欲不振
【陰性所見】
発熱、頭痛、胸痛、腹痛、悪心・嘔吐、下痢・便秘、安静時呼吸困難、吐血、血便、皮疹

【身体所見】
GCS E4V5M6、呼吸数 18 回 / 分、体温 36.6℃、脈拍 67 回 / 分・整、血圧 144/62 mmHg、SpO$_2$ 99％（室内気）
頭頸部：眼球結膜黄染あり、眼瞼結膜蒼白あり、舌乳頭の萎縮・発赤あり
胸部：心音 整・雑音なし、呼吸音 清、ラ音聴取せず
腹部：皮疹なし、平坦軟、腸蠕動音軽度亢進、圧痛なし
四肢：浮腫なし、爪の変形なし
直腸診：血便・黒色便の付着なし
徒手筋力検査：
僧帽筋 5/5、三角筋 5/5、上腕二頭筋 5/5、上腕三頭筋 5/5、腕橈骨筋 5/5、腸腰筋 5/5、大腿四頭筋 5/5、大腿屈筋 5/5、前脛骨筋 5/5、腓腹筋 5/5
神経学的所見：
歩容は安定しており、踵打歩行は観察されない
左上下肢の遠位に、じんじんとする異常感覚あり
Romberg 徴候 陰性、洗面現象 陰性
振動覚（両側外踝で測定）低下なし
深部腱反射（上腕二頭筋、上腕三頭筋、腕橈骨筋、膝蓋腱、アキレス腱）亢進なし

【検査所見】
【12 誘導心電図】心拍数 65 回 / 分、洞調律
【胸部 X 線写真】心胸郭比 55.8％、肋骨横隔膜角は両側で鋭、肺野に特記所見なし
【腹部単純 CT】明らかな腫瘤性病変や出血なし

【血液検査の経過表】※**太字：基準値より高値**、緑字：基準値より低値

		5か月前	2か月前	本日
白血球数	（/μL）	3560	4140	4240
赤血球数	（/μL）	233万	206万	136万
ヘモグロビン〈Hb〉	（g/dL）	10.0	8.9	5.7
ヘマトクリット〈HcT〉	（%）	28.7	25.7	16.8
平均赤血球容積〈MCV〉	（fL）	**123.2**	**124.8**	**123.5**
血小板数	（/μL）	11.1万	13.6万	6.5万
網赤血球〈Ret〉	（%）	1.5	－	1.2
血液像		－	－	好中球過分葉 大楕円赤血球
総タンパク〈TP〉	（g/dL）	6.8	6.4	6.5
アルブミン〈Alb〉	（g/dL）	4.3	3.8	4.3
総ビリルビン	（mg/dL）	1.3	1.0	**2.2**
直接ビリルビン	（mg/dL）	0.2	－	0.2
AST	（U/L）	26	21	**54**
ALT	（U/L）	16	15	38
LD〈LDH〉	（U/L）	**320**	**257**	**1690**
ALP	（U/L）	208	152	202
γ-GT〈γ-GTP〉	（U/L）	21	19	20
尿素窒素〈BUN〉	（mg/dL）	11.2	14.5	16.9
クレアチニン〈Cr〉	（mg/dL）	0.75	0.89	0.81
Na	（mEq/L）	143	140	140
K	（mEq/L）	4.3	4.8	4.4
Cl	（mEq/L）	106	105	105
CRP	（mg/dL）	0.05	0.04	0.03

【アセスメント＆プラン】

大球性貧血

血小板減少

ビリルビン上昇（間接優位）

AST上昇

LDH上昇

２系統減少を認める大球性貧血で好中球過分葉を認め、四肢末梢の異常感覚、舌乳頭の萎縮、間接ビリルビンの上昇、AST、LDH の上昇があることからビタミン B_{12} 欠乏症や葉酸欠乏症を疑う。血液検査でビタミン B_{12} や葉酸を提出するとともに、食生活やピロリ菌除菌歴を確認する。

治療としては赤血球輸血を行い、吸収障害の可能性も考えビタミン B_{12} 筋注と葉酸の内服を開始する。

また、以前の内視鏡所見の再確認を行い、背景の胃粘膜が A 型胃炎らしい所見であれば、抗内因子抗体、抗胃壁細胞抗体の提出も検討する。

いかがでしょうか？　診療経験が浅いと【アセスメント＆プラン】を考えるだけでも大変な症例ですね。

　<u>経過が長い症例では、型通りの現病歴、各種検査結果の順ではなく、その都度得られた検査値・検査結果を、ある程度時系列通りに提示したほうが、聞き手にはわかりやすいです。</u>例えば、胸部異常陰影で肺炎と診断して、抗菌薬治療を行ったにもかかわらず、効果が得られないために入院した症例では、最初から胸部画像を提示したほうが聞き手に伝わりやすいでしょう。それを胸部画像の提示なく、検査結果のところで、古い順に画像を並べられると、どの時点でどのような所見があり、どのような介入を行いどのような画像変化があったのかわかりにくくなります。また、<u>プレゼンテーション時間を意識すると、カルテに記載していることをすべて述べるのではなく、重要度が高い所見のみ取捨選択してプレゼンテーションを行う、症例の全体像を意識した知識と技術が必要となります。</u>

症例提示 2 のプレゼンテーション

　では、実際のプレゼンテーション（口述する文言）の例です。

大球性貧血の精査加療目的で入院となった 76 歳男性です。

主訴は全身倦怠感と労作時呼吸困難です。

現病歴です。5 か月前に胸焼けがあり、ヘモグロビン 9.0 g/dL の貧血があり当院消化器内科へ紹介受診しました。上部消化管内視鏡検査で過形成性ポリープと 0-Ⅲ の萎縮性胃炎を認め、3 か月前に過形成性ポリープに対して ESD を実施され、病理組織学的検査では cancer in polyp の結果でした。その後問題なく経過していましたが、1 か月前から全身倦怠感と

労作時呼吸困難が出現し徐々に増悪してきました。近医でヘモグロビン5.6 g/dL の貧血を指摘され再度、当院へ紹介受診しました。食欲不振はありますが、吐血や血便のエピソードはありません。

既往として、16 年前に狭心症に対して冠動脈バイパス術を受けられておりアスピリン 100 mg を内服中です。

受診時、意識清明で、呼吸数は 18 回、体温 36.6℃、脈拍数 67 回・整、血圧は 144/62 mmHg で SpO_2 は室内気で 99％でした。

眼球結膜の黄染と眼瞼結膜の蒼白を認め、舌乳頭は萎縮し発赤していました。爪の変形はなく、直腸診で血便や黒色便の付着はありませんでした。神経診察で両上下肢の筋力低下はなく、立位歩行、腱反射も問題ありませんでした。左上下肢遠位にじんじんとする異常感覚はありますが深部感覚の異常はありません。

本日の血液検査では、白血球数 4,240 で好中球過分葉を認めます。5 か月前 10 g/dL の大球性貧血でしたがヘモグロビンが 5.7 g/dL となっており、MCV は 123.5、網状赤血球は 1.2％、血小板 6.5 万。総ビリルビン 2.2、直接ビリルビン 0.2、AST 54、LDH 1,690 でした。腎機能や電解質に異常はありません。

胸腹部単純 CT では特に活動性の出血や腫瘍性病変は指摘されません。

まとめますと、3 か月前に O- Ⅲの萎縮性胃炎と過形成性ポリープを認め ESD 後の 76 歳男性が月単位で進行する大球性貧血を認め精査加療目的に入院しました。

2 系統減少を認める大球性貧血で好中球過分葉を認め、四肢末梢の異常感覚、舌乳頭の萎縮、間接ビリルビンの上昇、AST・LDH の上昇があることから、ビタミン B_{12} 欠乏症や葉酸欠乏症を疑います。

血液検査でビタミンの項目を提出するとともに、食生活やピロリ菌除菌歴を確認します。

治療としては赤血球輸血を行い、吸収障害の可能性も考えビタミン B_{12} 筋注と葉酸の内服を開始します。

また、内視鏡所見の再確認を行います。A 型胃炎らしい所見があれば、抗内因子抗体、抗胃壁細胞抗体の提出も検討します。

症例提示 2 のプレゼンテーションの重要箇所の解説

> 大球性貧血の精査加療目的で入院となった 76 歳男性です。

Opening Statement では、患者背景や入院理由を簡潔に 1 センテンス述べる劇のタイトルのように述べることが重要でしたね。

> 主訴は全身倦怠感と労作時呼吸困難です。

主訴から鑑別疾患が描けるように、患者の言葉は医学用語に置き換えて述べる必要があります。

> 現病歴です。5 か月前に胸焼けがあり、ヘモグロビン 9.0 g/dL の貧血があり当院消化器内科へ紹介受診しました。上部消化管内視鏡検査で過形成性ポリープと 0- Ⅲ の萎縮性胃炎を認め、3 か月前に過形成性ポリープに対して ESD を実施され、病理組織学的検査では cancer in polyp の結果でした。その後問題なく経過していましたが、1 か月前から全身倦怠感と労作時呼吸困難が出現し徐々に増悪してきました。近医でヘモグロビン 5.6 g/dL の貧血を指摘され再度、当院へ受診しました。食欲不振はありますが、吐血や血便のエピソードはありません。

【現病歴】はそのまますべてを述べる必要はなく、全体のプレゼンテーション時間を意識して、省略することは可能です。提示例では長い病歴のキーとなる病歴をピックアップして、実際の病歴のカルテ記載よりもかなりコンパクトにまとめてプレゼンテーションしています。

時系列に沿って古い順から、どのような症状、検査値、評価や経過だったのかを簡潔にまとめています。

貧血の程度を示すため、単に「貧血を認めた」ではなく、「ヘモグロビンは 9.0 g/dL だった」という具体的数値を述べたほうが、聞き手によく伝わります。

【Review of systems（ROS）】はすべて述べてもよいですが、全体のプレゼンテーション時間が長くなるため、キーとなる所見のみ述べています。ここでは消化管症状の食欲不振、吐血、血便のエピソードのみにとどめています。また、【主訴】である全身倦怠感、労作時呼吸困難は ROS では繰り返し述べていません。

既往として、16 年前に狭心症に対して冠動脈バイパス術を受けられておりアスピリン 100 mg を内服中です。

【既往歴】【薬剤使用歴】は貧血症例ですので、抗血小板薬の内服に関することと、その原因疾患についてのみ言及しています。

受診時、意識清明で、呼吸数は 18 回、体温 36.6℃、脈拍数 67 回・整、血圧は 144/62 mmHg で SpO$_2$ は室内気で 99％でした。
眼球結膜の黄染と眼瞼結膜の蒼白を認め、舌乳頭は萎縮し発赤していました。爪の変形はなく、直腸診で血便や黒色便の付着はありませんでした。神経診察で両上下肢の筋力低下はなく、立位歩行、腱反射も問題ありませんでした。左上下肢遠位にジンジンとする異常感覚はありますが深部感覚の異常はありません。

【身体所見】では、バイタルサインをしっかり述べましょう。労作時呼吸困難があるので、呼吸数や脈拍数、SpO$_2$ は特に重要です。身体所見の各種項目では、貧血の身体症状を中心に述べています。ビリルビン高値のため、眼球結膜の黄染について言及しています。貧血に由来する眼瞼結膜蒼白、舌乳頭萎縮、スプーン爪などの有無について、また直腸診で消化管出血の可能性について言及しています。併せて、最終的に巨赤芽球性貧血を疑っており、亜急性連合性脊髄変性症を意識した身体所見についてプレゼンテーションしています。

本日の血液検査では、白血球数 4,240 で好中球過分葉を認めます。5 か月前 10 g/dL の大球性貧血でしたがヘモグロビンが 5.7 g/dL となっており、MCV は 123.5、網状赤血球は 1.2％、血小板 6.5 万。総ビリルビン 2.2、直接ビリルビン 0.2、AST 54、LDH 1,690 でした。腎機能や電解質に異常はありません。
胸腹部単純 CT では特に活動性の出血や腫瘍性病変は指摘されません。

血液検査では、巨赤芽球性貧血に関連する好中球過分葉、大球性であることを示す MCV 高値、ビリルビン、AST、LDH、網状赤血球などの溶血に関連する値について述べています。特に貧血についてはヘモグロビンの変動について具体的数値を述べています。消化管出血を示唆する BUN、Cr に異常がないことを「腎機能や電解質に異常ありません」と述べています。また画

像では、「胸腹部単純 CT では特に活動性の出血や腫瘍性病変は指摘されません」と腫瘍関連や粗大な出血病変がないことを簡潔に述べています。

> まとめますと、3 か月前に O- Ⅲ の萎縮性胃炎と過形成性ポリープを認め ESD 後の 76 歳男性が月単位で進行する大球性貧血を認め精査加療目的に入院します。

長い複雑な経過ですので、【要約（患者サマリー）】をしっかりと述べましょう。これまでのまとめを 2 〜 3 センテンスでまとめることが効果的でしたね。

> 2 系統減少を認める大球性貧血で好中球過分葉を認め、四肢末梢の異常感覚、舌乳頭の萎縮、間接ビリルビンの上昇、AST・LDH の上昇があることからビタミン B_{12} 欠乏症や葉酸欠乏症を疑います。
> 血液検査でビタミンの項目を提出するとともに、食生活やピロリ菌除菌歴を確認します。
> 治療としては赤血球輸血を行い、吸収障害の可能性も考えビタミン B_{12} 筋注と葉酸の内服を開始します。
> また、内視鏡所見の再確認を行います。A 型胃炎らしい所見があれば、抗内因子抗体、抗胃壁細胞抗体の提出も検討します。

【プロブレム】は多数ありますが、すべて巨赤芽球性貧血で最終的に 1 つのプログラムとしてまとめられそうです。このため、【プロブレムリスト】を省略して、【アセスメント＆プラン】を一気に述べています。ビタミン B_{12} 欠乏症や葉酸欠乏症が強く疑われるため、これらに関する検査や治療について述べています。今後の経過によっては、食生活などの教育計画が必要になってくるかもしれません。

以上、長い病歴経過でしたが、重要箇所のみプレゼンテーションすることによって、5 分以内にプレゼンテーションが終了するような例示を行いました。

ここでは複雑で経過も長く、難しい症例を提示しました。そのため以下に、臨床推論の補助となるよう、＜巨赤芽球性貧血のまとめ＞＜ビタミン B_{12} 欠乏性貧血のまとめ＞＜悪性貧血のまとめ＞を提示します。

<＜巨赤芽球性貧血のまとめ＞
・ビタミン B_{12} や葉酸の欠乏で生じる。
・巨赤芽球性性貧血で Hb ≦ 8.0 g/dL の症例では全例で LDH は高値[1]。
　LDH 高値で網状赤血球増加がなければ巨赤芽球性貧血の可能性を考える。
・好中球過分葉を認めれば巨赤芽球性貧血の可能性が高くなる。
・MCV > 120 fL のとき、巨赤芽球性貧血である、感度 15％、**特異度は 98.6％**、陽性的中率 43％、陰性的中率 95％[2]。

＜ビタミン B_{12} 欠乏性貧血のまとめ＞
・ビタミン B_{12} < 200 pg/mL と大球性貧血で診断可能。
・ビタミン B_{12} 欠乏は高齢者の 15 ～ 20％で見られる[3,4]。
・高齢者では吸収不良（53％）、悪性貧血（33％）が原因になることが多い[5]。
・非造血系の障害として亜急性連合性脊髄変性症、末梢神経障害、Hunter 舌炎が見られる。

＜悪性貧血のまとめ＞
・自己免疫性胃炎による壁細胞の減少が病因。
・胃壁細胞および内因子に対する自己抗体が検出され、壁細胞が発現する H-K-ATPase が抗壁細胞抗体の標的抗原である。
・内因子抗体は感度 50 ～ 70％・特異度 98％以上[6]だが自費検査。
・抗胃壁抗体は感度 75 ～ 100％だが萎縮性胃炎でも最大 50％で陽性となり特異性に欠ける[7]。
・悪性貧血は胃癌および胃カルチノイド腫瘍の 2 ～ 6 倍の高リスク[8-11]。

　本症例では、76 歳男性が貧血を主訴に紹介され、抗血小板薬を内服中でした。開業医から消化器内科へ紹介されましたので、まずは消化管出血を疑って、上部消化管内視鏡検査が行われました。結果、実際に内視鏡で胃癌と診断されました。この経過は System 1（直観的思考）にしっかり当てはまる経過です。しかし、このことにより、初診時からあった MCV 高値が見過ごされ、その評価や、背景の胃粘膜萎縮の評価が不十分となりました。
　本症例を System 2（分析的思考）で考えると表 4-1 のようになります。

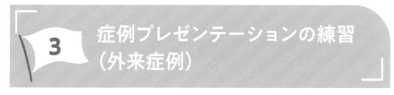

表 4-1 貧血の診断アルゴリズム

		本症例
Step 1	貧血以外の血液異常	血小板減少もあり
Step 2	貧血に反応して網赤血球の増加があるか	増加していない
Step 3	均赤血球容量（MCV）	増加（≧ 100 fL）

※骨髄中に巨赤芽球、末梢血に過分葉好中球・大楕円赤血球を認める。

　これらのことより、巨赤芽球性貧血の診断に至ります。さらに抗胃壁抗体・抗内因子抗体が陽性であることより悪性貧血の診断となります。

　また、＜悪性貧血のまとめ＞のとおり、悪性貧血は胃癌の合併が多く、必然的に上部消化管内視鏡検査は行うこととなり、初診時のように胃癌発見の契機となり得ました。

3　症例プレゼンテーションの練習（外来症例）

　最後に、外来患者の症例プレゼンテーションを行いましょう。

症例提示 3（外来症例）

【症例】63 歳女性
【主訴】咽頭痛
【現病歴】
受診 2 日前に 38.6℃の発熱、鼻汁、咽頭痛、全身倦怠感が出現した。
当院受診前日には上記症状に加えて、頸部リンパ節腫脹および疼痛が出現した。
受診当日も症状の改善がなく、当院を受診した。

【Review of systems】
陽性所見：発熱、鼻汁、咽頭痛、頸部リンパ節腫脹・疼痛、全身倦怠感
陰性所見：悪寒、戦慄、頭痛、咳嗽、喀痰、嗄声、嚥下障害、開口障害、

呼吸困難感、悪心、嘔吐、腹痛、下痢、関節痛、皮疹

【既往歴】
過活動膀胱、左無機能腎、慢性副鼻腔炎（18 歳時手術）

【アレルギー歴】
薬剤、食物になし

【薬剤使用歴】
フェソテロジンフマル酸塩　4 mg　1 錠分 1　朝食後

【社会生活歴】
喫煙：なし
飲酒：缶ビール 350 mL/ 日
日常生活動作：自立、職業：無職
周囲の流行疾患：受診 4 日前に同居する娘婿と孫 2 人が A 群溶連菌感染
と診断された

【身体所見】
意識 JCS 0、体温 36.4℃、血圧 145/91 mmHg、脈拍 75 回 / 分 整、
呼吸数 18 回 / 分、SpO_2 97 %（室内気）
項部硬直なし
眼瞼結膜蒼白なし、眼球結膜黄染なし
口蓋扁桃、咽頭後壁に強い発赤腫脹あり、白苔付着なし
口蓋垂の偏位なし
頸部リンパ節腫脹あり、同部位に圧痛あり
甲状腺腫大、圧痛なし
呼吸音 清、心音 整 心雑音なし
下腿浮腫なし
四肢、体幹に明らかな皮疹なし

【modified Centor score】

38℃以上の発熱	＋1点
咳がない	＋1点
圧痛を伴う前頸部リンパ節腫脹	＋1点
白苔を伴う扁桃腺炎	0点
年齢　63歳	－1点
合計	2点

【微生物学的検査】
A群溶連菌迅速抗原検査（＋）

【プロブレムリスト】
＃A群溶連菌性咽頭炎

【アセスメント＆プラン】
＃A群溶連菌性咽頭炎
家族内で溶連菌感染者との濃厚接触歴があり、modified Centor score 2点で、抗原検査陽性であり診断した。
Red flag sign は特に認めず、経口抗菌薬で外来治療とした。
起因菌はA群溶連菌で、ペニシリンへのアレルギーはなく、第一選択薬のアモキシシリン 1,500 mg/ 日で治療を開始した。
抗菌薬はリウマチ熱や糸球体腎炎などの合併症予防のため、10日間飲みきるよう指導して帰宅とした。

症例提示 3 のプレゼンテーション

では、実際のプレゼンテーション（口述する文言）の例です。

ADL の自立した 63 歳女性が咽頭痛で受診し、A群溶連菌性咽頭炎の診断で外来治療となりました。

主訴は、咽頭痛です。
現病歴です。
受診 2 日前に 38.6℃の発熱、鼻汁、咽頭痛、全身倦怠感が出現しました。

当院受診前日には上記症状に加えて、頸部リンパ節腫脹および疼痛が出現しました。

受診当日も症状の改善がなく、当院を受診しました。

ROS 陰性所見は、悪寒、戦慄、頭痛、咳嗽、喀痰、嗄声、嚥下障害、開口障害、呼吸困難感、悪心、嘔吐、腹痛、下痢、関節痛、皮疹です。

既往に、過活動膀胱があり、フェソテロジンフマル酸塩を内服しています。ADL は自立、喫煙歴はなく、飲酒歴は 1 日あたり缶ビール 350 mL です。sick contact として、受診 4 日前に同居する娘婿と孫 2 人が A 群溶連菌感染と診断されました。

来院時、意識清明、体温 36.4℃、血圧 145/91、脈拍数 75 整、呼吸数 18、室内気で SpO_2 97％でした。

口蓋扁桃、咽頭後壁に強い発赤腫脹がありましたが、白苔付着はなく、口蓋垂の偏位は認めませんでした。頸部リンパ節の腫脹あり、同部位に圧痛を認めました。心肺に異常所見なく、下腿浮腫なし、四肢体幹に皮疹はありませんでした。

問診、身体所見からは modified Centor score 2 点であったため、A 群溶連菌迅速抗原検査を施行したところ、結果は陽性でした。

以上をまとめますと、ADL の自立した 63 歳女性が受診 2 日前からの咽頭痛で受診し、家族内で溶連菌感染者との濃厚接触歴があり、迅速検査陽性であり、A 群溶連菌性咽頭炎と診断しました。

A 群溶連菌性咽頭炎については、Red flag sign は特に認めず、経口抗菌薬で外来治療としました。起因菌は A 群溶連菌であり、患者にペニシリンアレルギーはなく、第一選択薬としてアモキシシリン 1,500 mg/ 日で治療を開始しました。リウマチ熱や糸球体腎炎などの合併症予防のため、抗菌薬は 10 日間飲みきるよう指導して帰宅としました。

以上です。

症例提示 3 のプレゼンテーションの重要箇所の解説

比較的シンプル症例であり、検査も少ないため、ほぼフルプレゼンテーションとなります。

ADL の自立した 63 歳女性が咽頭痛で受診し、A 群溶連菌性咽頭炎の診断で外来治療となりました。

Opening Statement で、患者背景と外来受診理由、対処を簡潔に 1 センテンスで劇のタイトルのように述べます。

主訴は、咽頭痛です。
現病歴です。
受診 2 日前に 38.6℃の発熱、鼻汁、咽頭痛、全身倦怠感が出現しました。
当院受診前日には上記症状に加えて、頸部リンパ節腫脹及び疼痛が出現しました。
受診当日も症状の改善がなく、当院を受診しました。

主訴から鑑別疾患が描けるように、患者の言葉は医学用語に置き換えます。患者が「のどが痛い」という主訴で来れば、咽頭部の疾患のみではなく、頸部痛であることもあります。しかし診療を行い、「のどが痛い」部位が"咽頭"であることが解れば、「Semantic Qualifier」に基づき、主訴は「頸部痛」ではなく「咽頭痛」となります。咽頭痛では、急性喉頭蓋炎、扁桃周囲膿瘍、咽後膿瘍、Ludwig's Angina（ルードヴィッヒアンジーナ：顎下膿瘍）、Lemierre 症候群（レミエール症候群）といった 5 killer sore throat の除外が必要ですね。
【現病歴】はシンプルな経過であれば、そのまますべてを述べることで問題ありません。
【現病歴】では、主語が患者ですね。また、「年月日」で述べるのは避けて、受診何日前というように述べます。また、経過は発症して以来の各種症状が出現してきた時間経過と共に述べます（chronological order）。

ROS 陰性所見は、悪寒、戦慄、頭痛、咳嗽、喀痰、嗄声、嚥下障害、開口障害、呼吸困難感、悪心、嘔吐、腹痛、下痢、関節痛、皮疹です。

嗄声、嚥下障害、開口障害がないことで、5 killer sore throat の除外を述べていっています。陽性所見は現病歴で出てきている項目のみですので、繰り返しプレゼンテーションはせず省略します。

既往に、過活動膀胱があり、フェソテロジンフマル酸塩を内服しています。ADL は自立、喫煙歴はなく、飲酒歴は 1 日あたり缶ビール 350 mL です。sick contact として、受診 4 日前に同居する娘婿と孫 2 人が A 群溶連菌感染と診断されました。

【薬剤使用歴】はフェソテロジンフマル酸塩のみであり、その原因疾患の【既往】とともに述べています。周囲の流行疾患＝ sick contact として、「同居する娘婿と孫 2 人が A 群溶連菌感染と診断された」という重要な所見を述べています。

来院時、意識清明、体温 36.4℃、血圧 145/91、脈拍数 75 整、呼吸数 18、室内気で SpO$_2$ 97％でした。口蓋扁桃、咽頭後壁に強い発赤腫脹がありましたが、白苔付着はなく、口蓋垂の偏位は認めませんでした。頸部リンパ節腫脹あり、同部位に圧痛を認めました。心肺異常なく、下腿浮腫なく、四肢体幹に皮疹はありませんでした。

バイタルサインは呼吸数を含めてすべて述べましょう。また、38℃以上の発熱、咳がない、圧痛を伴う前頸部リンパ節腫脹、白苔を伴う扁桃腺炎などは「modified Centor score」[12] のスコアリングの要因として重要な所見です。胸部や腹部、四肢の所見は重要度が下がり、簡単に異常なしと述べることで十分です。また、口蓋垂の偏位は認めませんということで、5 killer sore throat のうち扁桃周囲膿瘍の除外所見を述べています。

問診、身体所見からは modified Centor score 2 点であったため、A 群溶連菌迅速抗原検査を施行したところ、結果は陽性でした。

患者は 63 歳で、45 歳以上は modified Centor score でマイナス 1 点となりますが、スコアが高値傾向だったために、A 群溶連菌迅速抗原検査陽性であり、診断されました。検査はこれのみであり、シンプルにプレゼンテーションするのみで十分でしょう。

以上まとめますと、ADL の自立した 63 歳女性が受診 2 日前からの咽頭痛で受診し、家族内で溶連菌感染者との濃厚接触歴があり、迅速検査陽性

であり、A 群溶連菌性咽頭炎と診断しました。

【プロブレムリスト】【アセスメント＆プラン】に移る前に、【要約（患者サマリー）】をしっかり述べています。本症例のようなシンプル症例では、必ずしも【要約（患者サマリー）】を述べる必要はありません。ただ、検査結果は A 群溶連菌迅速抗原検査しか行っておらず、全体のプレゼンテーション時間も十分あるのであれば、【要約（患者サマリー）】を述べたほうが型通りでしっくりきます。

A 群溶連菌性咽頭炎については、Red flag sign は特に認めず、経口抗菌薬で外来治療としました。起因菌は A 群溶連菌であり、患者にペニシリンアレルギーはなく、第一選択薬としてアモキシシリン 1,500 mg/ 日で治療を開始しました。リウマチ熱や糸球体腎炎などの合併症予防のため、抗菌薬は 10 日間飲みきるよう指導して帰宅としました。
以上です。

【プロブレム】は A 群溶連菌性咽頭炎のみであり、しいて【プロブレムリスト】を挙げる必要はありません。また Red flag sign は特に認めずと言っていますが、これは病歴や身体所見で 5 killer sore throat を除外する内容をすでに述べています。A 群溶連菌性咽頭炎の第一選択薬はペニシリン系抗菌薬で、そのアレルギーも特にないということで第一選択薬を使った根拠、治療の必要性について述べています。また治療日数も明示しています。

　シンプルで全体も短く、フルプレゼンテーションしてもそれほど時間がかからない症例です。この中で、第 3 章の症例プレゼンテーションの評価項目としては、

・プレゼンテーションの基本的項目をすべて述べる
・正しい医学用語の使用する
・プレゼンターの主観が混在していない情報の伝達ができる
・鑑別診断に必要な陽性・陰性の症状と所見が十分に述べる
・的確な臨床推論とアセスメントを行うことを達成できる
プレゼンテーションが望まれます。

TIPS

・シンプル症例では、型に沿ったプレゼンテーションを行う。
・長い経過、複雑な経過の症例では、要点をピックアップし、適宜重要な症状・検査所見・その時々のアセスメントを入れつつ、時系列に沿ったプレゼンテーションを心がける。

参考文献

1) McCarthy CF, et al. Plasma lactate dehydrogenase in megaloblastic anaemia. J Clin Pathol. 1966; 19: 51-54.
2) Savage DG, et al. Etiology and diagnostic evaluation of macrocytosis. Am J Med Sci. 2000; 319: 343-352.
3) Oh R, et al. Vitamin B12 deficiency. Am Fam Physician. 2003; 67: 979-986.
4) Andrès E, et al. Vitamin B12 (cobalamin) deficiency in elderly patients. CMAJ. 2004; 171: 251-259.
5) Dali-Youcef N, et al. An update on cobalamin deficiency in adults. QJM. 2009; 102: 17-28.
6) Carmel R, et al. Update on cobalamin, folate, and homocysteine. Hematology Am Soc Hematol Educ Program. 2003: 62-81.
7) 和野雅治. 抗胃壁細胞抗体, 抗内因子抗体, Modern Physician. 2004: 24: 936-937.
8) Brinton LA, et al. Cancer risk following pernicious anaemia. Br J Cancer. 1989; 59: 810-813.
9) Hsing AW, et al. Pernicious anemia and subsequent cancer. A population-based cohort study. Cancer. 1993; 71: 745-750.
10) Landgren AM, et al. Autoimmune disease and subsequent risk of developing alimentary tract cancers among 4.5 million US male veterans. Cancer. 2011; 117: 1163-1171.
11) Vannella L, et al. Systematic review: gastric cancer incidence in pernicious anaemia. Aliment Pharmacol Ther. 2013; 37: 375-382.
12) McIsaac WJ, et al. A clinical score to reduce unnecessary antibiotic use in patients with sore throat. CMAJ. 1998; 158: 75-83.

丹波医療センターの症例カンファレンス

　丹波医療センターの症例カンファレンスは、月・水・金曜の週3回　60分6症例をベースに行っています。内科各科・総合診療科の指導医が一堂にカンファレンスに参加します。研修医や専攻医の担当症例を中心に症例のプレゼンテーションを、1例5分以内を目安にしてもらい、その後、診断や治療の妥当性や方向性について議論します。プレゼンテーションと議論を含めて1例トータル10分が目安です。診断や治療に難渋する症例だけではなく、救急対応のフィードバックを兼ねた緊急入院の症例、独居や社会背景が複雑で社会調整が必要な症例についても議論します。また、比較的コモンな症例についても、全体の診療レベルの均一化、質向上のために行っています。研修医や専攻医のプレゼンテーション内容を紙面で評価し、フィードバックを行うことで、プレゼンテーション能力向上にも努めてもらっています。また、司会は学年が上の専攻医や専攻修了後数年の医師に行ってもらい、まとめる能力の養成や自身が担当していない症例にも目を向ける力の醸成にも努めています。全体でのカンファレンスの後、「カンファ後カンファ」と称して、プレゼンで気になったことの修正へのアドバイス、指摘された内容のより深い解説、あるいは指摘されたけどそれは世の中の趨勢とは少し違うというアドバイスなどをしています（ノーブレイムカルチャーでカンファの際は、よほど間違った発言でない限り修正しないことにしているため）。

第 5 章

症例プレゼンテーションを
活かそう

本章ではこれまでの症例プレゼンテーションの基本型をもとに、様々な場面でのプレゼンテーションの活用について概説します。

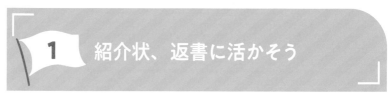

1 紹介状、返書に活かそう

紹介状は、直接口頭でのプレゼンテーションではないですが、自分の知り得た情報を文章で相手に伝える行為です。文章による症例プレゼンテーションといえるでしょう。

紹介状の書き方

他院や他科とのやり取りでは、口頭よりも文章でのやり取りが多くなります。ここでは、症例プレゼンテーションの基本型を踏まえつつ、他院との文書のやり取りを意識し、紹介状の書き方について説明します。

①宛名

本文を書き始める前に、紹介状上段の宛名と差出人の欄を埋めます。宛名を書く際のポイントは脇付です。脇付は相手への敬意を表すために○○先生の後に添える言葉です。**紹介状によく使われる脇付は「侍史」「机下」「御侍史」「御机下」などいくつかありますが、「侍史」は秘書、「机下」は机を指します。慣例的に使われている、御をつける「御侍史」「御机下」は誤りですので注意しましょう。**

また特定の先生宛ではない場合は、「外来担当先生」「外来担当医」と書くのが通例です。しかし **「外来担当医先生」と書くのは日本語として誤りです。**

＜例＞
○○クリニック
院長　○○○○先生侍史

△△病院
●●科　●●●●先生侍史

②差出人

研修医や専攻医などの若手医師が差出人を書く際、上級医との連名で書くことが無難です。**連名の際の上下関係は左が上司、右が部下です。** 学会発表の抄録は、研修医・指導医・若手から上級医の順に並べることが多いですが、それとは異なりますので注意しましょう。研修医氏名の後に代筆を示す（代）もつけておけば、なお良いでしょう。

> ＜例＞
> ○○病院
> ○○科
> 指導医／研修医（代）

③紹介理由

紹介理由を大別すると、表 5-1 の 5 つに分類されます。該当する理由を意識して、簡潔に一言で記載してください。

表 5-1　紹介理由

1.　診断をつけてほしい
2.　診断はついているが治療を依頼したい
3.　診断も治療もお願いしたい
4.　患者やその家族の希望、セカンドオピニオン
5.　紹介元の医師の希望（自らの診断、治療方針が適切か確認したい）

④診断名

紹介理由に関連する病名のみに絞り込んで記載してください。ただ病名のみの記載ではなく、治療方針と結びつく重症度や病期もわかるように記載します。また、**略語ばかりを並べて、その分野の専門医にのみに通用する内容にならないよう、配慮が必要です。**

♯1 はメイン病名を、♯2 以降は重要度の高い合併症を 2 つ 3 つに絞って記載します。合併症・併存疾患が多い症例は、どうしても病名が増えてしまいますが、できるだけ 1 行で、多くても 2 行以内にまとめてください。

診断を目的とした紹介では確定診断は不明ですので、その時点での疑い診断か、現在ある症候名を記載します。ただし**診断に全く自信がないときに、疑**

い病名の記載は紹介先をミスリードすることがしばしばあるので注意しましょう。いずれの場合も外国語や略語は、誤解のもとになるため使用しないでください。

　高齢者や経過が長い患者では、多数の疾患が併存していることが多く、この欄以外に「既往歴」「症状経過」で適宜補足します。

⑤はじめの挨拶

　「いつもお世話になっております」か「平素より大変お世話になっております」といった相手の先生へ、最低限の礼儀を示す一言を入れます。ただ、ビジネス文書のような「拝啓、時下益々ご清栄のこととお慶び申し上げます」といったあまりに丁寧な書き方は悪目立ちするので避けてください。

　面識のない先生でも、研修・診療している病院としては地域医療連携でいつもお世話になっている相手がほとんどなので、堂々と「平素より」を入れて日頃からの感謝を示してください。患者の転勤・引っ越し先の病院、国内でも限られた専門病院など、ほぼ連携がない宛先へ紹介するときは、「突然の紹介、失礼いたします」などの記載を入れるとよいでしょう。

⑥既往歴・家族歴など

　特に診断を目的とした紹介では、重要な情報を含んでいることがあり、安易に省略しないでください。薬剤アレルギーや食事でのアレルギーがあれば必ず記載します。

⑦症状経過、検査結果、治療経過

　治療を目的とした紹介など、確定診断がついている場合は、その根拠となった主要な所見を簡潔に記載します。

　診断に関しての紹介では、検査結果の同封、画像の貸し出しなどが有用ですが、重要なのは情報の量ではなく質です。現状での仮診断は何で、何を想定しているか、あるいは皆目見当がついていないのか、明確にしてください。詳細な診療情報の提供は助かりますが、紹介理由に応じた情報の絞り込みが全くない単なる「カルテの物理的な移動」では紹介の目的は果たせません。一方、皆目見当がついていない場合は、行った検査と結果を含んで、正確な情報を提供します。「高値でした」で済ませるのではなく、具体的な数値やその推移が必要です。

　経過を提示する際は、「○○（病名）に対して○○（治療名）をして、○○（治療の結果）となった」といった内容を中心に簡潔にまとめましょう。今後の外

来通院に関する連絡事項、治療中に注意が必要なキー情報（例：血中濃度モニタリングが必要な内服薬を開始した、治療の合併症があった、高齢者で ADL が低下したなど）も忘れず補足します。

　<u>診断や治療方針が難しい症例であれば報告すべきことも多く、自分が苦労して診療した経緯をいろいろと書きたくなってしまいがちです。だからといって、文字サイズを小さくしたり、何枚にもわたる紹介状を送ったりするのは好ましくありません。</u>その場合は補足として、治療経過の詳細をまとめた退院時サマリーを添付するなどして、それを参照してもらいましょう。

＜記載例＞

♯1に対して、貴院よりご紹介いただいた患者です。この度、退院の運びとなりましたので、ご報告申し上げます。

♯1に対して、4/16より入院加療を行い、4/17　○○術（治療名）を施行しました。○○（病変、治療部位）に対し、○○（処置名・治療手技など）を行い、○○（症状、所見など）は改善しました。術後は特に大きな合併症もなく、全身状態も良好です。※治療経過詳細は、添付の退院時サマリーをご参照ください。

今後も、♯1に対しては引き続き、当科外来においてフォローアップさせていただきます（次回外来 5/21（月）10：30 藤原医師）。♯2、♯3につきましては、貴院においてご加療いただければ幸いです。

---

⑧結びの挨拶

　<u>自分の病院に送っていただいた先生、あるいは今後の外来診療をしていただく先生に感謝の気持ちを込めて、紹介状を締めくくります。</u>院内紹介であれば、入院担当医の院内 PHS などを記載しておくと親切です。もしローテート研修でその診療科を移っていても、他の臨床医の先生と話すことは非常に勉強になります。そのときの担当医として積極的に対応してください。

＜記載例＞

この度は当科へのご紹介、誠に有難うございました。何かありましたら入院担当医（研修医○○院内 PHS777、指導医○○院内 PHS888）まで遠慮なくご連絡ください。

今後も何卒よろしくお願い申し上げます。

---

⑨処方、検査結果、備考

　処方は処方箋と同様、薬剤名・用量・剤形・規格単位・服用方法を明記します。なお処方数が多く、誤記入の恐れがある場合は、「別紙ご参照ください」と添付するのがよいでしょう。

⑩してはいけないこと

　患者への説明はもちろんのこと、担当医間でも紹介元の医師の診断・治療について非難めいたことを言っていけません。紹介元の医師と自分たちは異なるタイミング・診療環境で患者を診ており、その時点での判断を安易に批判するのは想像力の欠除を証明しているようなものです。

　患者が紹介されてくるまでに、紹介元の医師が診察したときよりも時間が経過し、より典型的な疾患の特徴が現れていることが多いです。また後に診察を受ける、より規模の大きい病院のほうができる検査や結果が出るまでの時間も早くなります。紹介されてすぐに診断をつけられたとしても、それは「有利な状況」で診療できたためであり、「自分の診療能力のおかげ」と過信しない謙虚さが必要です。「後医は名医」といわれる所以ですので、くれぐれも気をつけてください。

　実際に大きな問題が生じた紹介などに関しては、救急科や所属診療科長、医療安全部長などを介して、適切な場を設けて（地域医療連携会議など）、紹介元に直接フィードバックしてもらうのがよいでしょう。

⑪その他の重要事項

全身状態

　療養が主体となるケースでは、日常生活動作の自立の程度、認知症の有無、認知症があればその程度などを記載します。「全身状態」と一括りせず、具体的な日常生活動作〔一人で歩ける、寝たきりなど ADL の DEATH（表 3-5／→ P.46）の各項目がどの程度か〕をもう少し詳細に記載しましょう。また、介護力の関連において、家族構成や社会的背景についての情報も必要です。

患者への説明

　特に悪性疾患の診断がなされている患者では、告知の有無、病状をどう説明したかが極めて重要ですので、必ず記載しましょう。患者や家族の希望、そこで意見の食い違いがないかなども記載します。

診療の主体

　今後の診療の主体が紹介先になる場合、診療の主導権が移行することが伝わるように記載してください。これは referral（照会、委託）に該当します。一方、診療の主体の移行はないが、診断・治療の一部についてのみ専門医に意見を求めるのは consultation（助言を求める）になります。常に、**紹介の目的が referral と consultation のどちらになるのか意識しましょう。**

＜例：他院への紹介状＞
紹介先医療機関名
○○病院　　　　　　　　　●●病院
眼科　　　　　　　　　　　診療科名　内科
□□先生侍史　　　　　　　医師氏名　■■／研修医▲▲（代）

傷病名
＃１　２型糖尿病、＃２　糖尿病網膜症の疑い、＃３　不安定狭心症（冠動脈形成術後）、＃４　高血圧症

紹介目的
糖尿病網膜症の評価について

症状、治療経過及び検査結果
　平素より大変お世話になっております。
　糖尿病網膜症の評価をお願いさせていただきたく存じます。
　ご紹介させていただきます○○様は、もともと△△病院で 10 年以上にわたり糖尿病治療をされていた患者様です。X 年○月に＃３にて○○病院循環器内科において加療され、状態が安定したために退院となり、通院の便もあり□月以降は当院で通院加療の方針となりました。特に視力障害や視野異常などはありませんが、これまでに眼科通院歴がないようです。つきましては、貴科にて糖尿病網膜症の評価をお願いできればと思います。
　お忙しいところ大変恐縮ではありますが、御高診のほど何卒よろしくお願い致します。

【既往歴】２型糖尿病、不安定狭心症（冠動脈形成術後）、高血圧症
【薬剤使用歴】下記をご参照ください

【アレルギー歴】薬剤、食物なし
【社会生活歴】喫煙：40 本 / 日× 30 年（20 ～ 50 歳）、飲酒：機会飲酒、
日常生活動作：自立、職業：自営業

現在の処方
1 バイアスピリン錠 100 mg　1 錠分 1　朝食後
2 エフィエント錠 3.75 mg　1 錠分 1　朝食後
3 ラベプラゾール Na 錠 10 mg　1 錠分 1　朝食後
4 オルメサルタン OD 錠 10 mg　2 錠分 1　朝食後
5 フェブキソスタット OD 錠 10 mg　1 錠分 1　朝食後
6 ロスバスタチン OD 錠 2.5 mg　2 錠分 1　朝食後
7 トラゼンタ錠 5 mg　1 錠分 1　朝食後
8 カルベジロール錠 1.25 mg　4 錠分 2　朝夕食後
9 ジャディアンス錠 10 mg　1 錠分 1　朝食後

返書の書き方

　大切なことは、初診の時点で受診報告することと速やかに経過報告を行うことです。

　定形用紙の場合、あまり配慮は不要ですが、受ける医療機関側の診療担当医と連絡先は明確にしてください。一般外来や救急外来から入院の場合、初療にあたり返書を書く医師と、入院担当医が異なることがしばしばあります。

　初回報告用の用紙には、外来を受診した旨の文章が印刷されており、初診担当医は署名と日時の記載さえすれば、最低限の返事ができるようになっています。もし、その時点で回答が可能であれば、治療方針（緊急入院になった、入院予約にした、外来通院にして○○したなど）や、初診の時点で考えられる診断などを簡潔に記載します。特に紹介患者が緊急入院になると、初回に返事をした外来担当医以外の医師が入院主治医となることが多いので、経過報告がうやむやにならぬよう、確実に引き継ぎましょう。

　返書に記載すべき内容は基本的に紹介状と変わりありませんが、少なくとも表 5-2 の 3 項目が含まれるべきとされています[1]。

表 5-2　返書に盛り込むべき内容

1. 紹介の目的に対する回答
2. 診断や治療に関する報告
3.（診断・治療・推奨などの）勧告が拠って立つところの根拠

（鄭 東孝 . 紹介状および返事の作成 . medicina 増刊号 . 2003; 40: 497-501 より引用）

TIPS

● 紹介状は、自分の知り得た情報を文章で相手に伝える行為で、文章による症例プレゼンテーションです。

● 紹介状は、医療機関同士の公式なやり取りの文章。してはいけないことに注意しつつ、①宛名、②差出人、③紹介理由、④診断名、⑤はじめの挨拶、⑥既往歴・家族歴など、⑦症状経過、検査結果、治療経過、⑧結びの挨拶、⑨処方、検査結果、備考と型に沿った記載を。

● 返書は、初診の時点で受診報告すること、また速やかに経過報告を行うこと。

2　他科コンサルテーションに活かそう

　院内他科へコンサルテーションする場合の紹介状の書き方について説明します。院外への紹介状同様、自分が知り得た情報や相談したい内容を文章で相手に伝える行為です。こちらも文章による症例プレゼンテーションといえます。

他科コンサルテーションの紹介状の書き方

①診断

　「○○科　○○○○先生侍史」という宛名の後、（電子カルテによっては自動的に入力されることもある）、コンサルテーションの文章として一番上に記載すべきは、診断名です（電子カルテによっては診断名の入力スペースがある）。

<記載例>
♯1　メイン疾患（入院契機となった病名）
♯2　コンサルテーション科疾患（コンサルテーションする診療科の病名 or 症状）
♯3　合併症A
♯4　合併症B

　♯1には自分の科に入院する理由となった疾患の病名を、♯2にはコンサルテーションしたい疾患名（疑い可）もしくは症状を、♯3以降は重要度の高い合併症を2ないし3つ程度に絞って記載しましょう。

②コンサルテーションの目的
　診断名の次に、簡単な挨拶文を書きます。そして**本文に入る前に、コンサルテーションする理由を最初に明示します。** そのほうが、コンサルテーションされる側はわかりやすくなります。これは症例プレゼンテーションの Opening Statement として、患者プロファイルに続いて、入院理由を簡潔に述べることと同様です。**診断名や何目的のコンサルテーションかを最初に明示することが大切です。これにより、コンサルテーション理由が一目瞭然となり、相談先の理解が進みます。**

<例>
糖尿病網膜症の評価について
原因不明の発熱について御評価のお願い
転科のご相談

③はじめの挨拶
　書き出しの部分は、手紙で言えば時候の挨拶になりますが、間違っても「拝啓、時下益々ご清栄のこととお慶び申し上げます」などは書かないでください。ビジネス文書なら正解ですが、院内コンサルテーションの文章では、かしこまり過ぎた時候の挨拶を書いてしまうのは見当違いです。
　本文の書き出しに求められるのは、相手への最低限の礼儀で、単刀直入に用件に入るためのはじめの挨拶です。

<例>
相手が面識のない先生の場合
「平素より大変お世話になっております。」

相手が親しい先生の場合
「いつもお世話になっております。」

④現在の状態の要約

<例>
その科を初めて受診する場合
「♯１に対する○○目的に 2/5 当科入院となった患者です。この度、♯２に対する精査目的に貴科にご相談させてください。」

その科の受診歴がある場合
「♯２にて以前より貴科定期通院中の患者です。この度、♯１の増悪のため 6/5 当科緊急入院となりました。」

　<u>例文のようは文章の後に、２行ぐらいで患者さんの現状を要約して伝えます。</u>あまりに長々とした症例提示は避けましょう。長い文章は、忙しい相手をイライラさせることがあります。ここで伝えるべき情報は、<u>「なぜ入院したのか」</u><u>「どうして相手先の診療科にコンサルテーションしたのか」</u>の２つです。コンサルテーションを受けた相手が、パッと見て状況を把握できるよう、<u>「一言でいうとどんな症例か？」</u>をコンパクトにまとめてください。

　ここで用いるのは、症例プレゼンテーションの基本的項目の<u>要約（患者サマリー）と同様のまとめる力</u>です。要約では「複雑な症例ではこれまでの病歴や身体所見・検査所見の簡単な要点を２〜３センテンスでまとめます」と述べています。ここでも、できるだけコンパクトにまとめるようにしましょう。

<例>
他科疾患の精査をお願いする場合：
「入院後、4/2 より○○（症状や所見）を認め、まず○○（内服や注射）で対応しました。しかし症状は改善せず、徐々に増悪しております。当科

的には□□□は否定的と考えており、△△△など貴科的疾患の可能性も考慮しております。つきましては貴科でご高診いただければ幸いです。」

術前評価をお願いする場合：
「♯1に対して、1/31に○○（手術や侵襲的治療）を予定しております。つきましては、貴科にて術前の心機能評価をお願いできればと存じます。」

他科治療薬の指示を仰ぎたい場合：
「今回、当科では10/30より○○治療を予定しております。つきましては、貴科治療薬の調整が必要であればご指示いただければ幸いです。」

⑤結びの挨拶

　コンサルテーション文の最後は、結びの挨拶です。忙しいながらも対応してくれる他科の先生へ感謝や気遣いを示して、コンサルテーション文を締めくくってください。なお、はじめの挨拶と同様に、1行テンプレートで済ませて問題ありません。

　まずは以下の基本パターンを参考にして、複数の診療科が一緒に治療の連携をすることが予想される場合は、補足情報を書いておきましょう。担当医の連絡先などを記載しておくのも好印象です。

<例＞
基本パターン：
「ご多忙中、大変恐縮ですが、ご高診のほど何卒よろしくお願い致します。」

相手の科との連携が予想される場合：
「治療スケジュールの詳細につきましては、7/28の入院時サマリーをご覧ください。何かありましたら、担当医（研修医 ○○ PHS777、指導医 ○○ PHS888）まで遠慮なくご連絡ください。どうぞよろしくお願い申し上げます。」

　以下に、他科へコンサルテーションする症例のカルテ記載したサマリーとコンサルテーション文を掲載します。比較してみてください。

＜例：症例のサマリー＞

傷病名
1　右腎結石症

症状、治療経過および検査結果
　46 歳男性。約 5 年前に左尿管結石症の既往がある。X 年 11 月 10 日に右下腹部痛を主訴に当院へ来院した。
　顕微鏡的血尿を認めたが、腹部 X 線撮影では明らかな結石を指摘でなかった。腹部単純 CT では右腎盂尿管移行部に直径 4 mm 大の結石を認めた。右腎盂は軽度の拡張を認めたが、腎機能障害はなし。自然排石が期待できる大きさであったため鎮痛薬での対症療法で経過観察としていたが、症状は持続し、4 週間後の CT 再検でも自然排石は得られず。泌尿器科へ紹介の方針とする。

【既往歴】左尿管結石症（約 5 年前）。手術・外傷歴はなし。
【薬剤使用歴】特記なし、市販のサプリメントや健康食品もなし。
【アレルギー歴】薬剤、食物なし。
【社会生活歴】喫煙：なし、飲酒：なし、日常生活動作：自立、職業：工場勤務。

現在の処方
疼痛時　ロキソプロフェン 1 回 60 mg を頓用

＜例：コンサルテーション文＞

泌尿器科　●●先生侍史

傷病名　　# 1　右腎結石症
紹介目的　腎結石の加療のご相談
症状、治療経過及び検査結果
平素より大変お世話になっております。
自然排石しない右腎結石症の加療をお願いさせていただきたく存じます。
約 5 年前に左尿管結石症の既往がある 46 歳男性が、X 年 11 月 10 日に右下腹部痛を主訴に当院へ来院されました。

顕微鏡的血尿を認め、腹部単純CTにおいて右腎盂尿管移行部に直径4mm大の結石を認めました。自然排石が期待できる大きさであったため対症療法で経過観察しましたが、4週間後のCT再検では自然排石は得られませんでした。つきましては、貴科にて右腎結石症の治療をお願いできればと思います。
お忙しいところ大変恐縮ではありますが、御高診のほど何卒よろしくお願い致します。

診療科名　内科　　医師氏名　■■／研修医▲▲（代）

　次に、他科から依頼された自身の所属する診療科へのコンサルテーションとその返書を紹介します。

　　＜例：コンサルテーション文＞

内科	診療科名　整形外科
□□先生侍史	医師氏名■■／研修医▲▲（代）

傷病名
＃1 右大腿骨遠位端骨折、＃2 菌血症、＃3 尿路感染症、＃4 陳旧性脳梗塞

紹介目的
菌血症の評価および加療のご相談

症状、治療経過及び検査結果
平素より大変お世話になっております。
菌血症に対する評価及び抗菌薬の選択に関してご相談させていただきたく存じます。
入院後、X年10月30日に＃1に対して観血的骨接合術を施行しました。術後○日より悪寒戦慄を伴う39℃の発熱を認めました。同日の血液検査ではWBC 15,280/μL、CRP 6.25 mg/dL、PCT 0.64 ng/mLでした。創部の感染徴候はなく、尿検査で尿中白血球反応（＋）、亜硝酸塩（＋）を認め、尿路感染症としてまずは腎機能に合わせてCMZ 1 g12時間ごと

で治療開始しました(X-1 年前に尿培養で ESBL 産生 *E.coli* 検出)。しかし、翌日には血液培養 2 セット（4 本中 4 本）から *E.coli* に加えて MRCNS が検出されました。当科としましては、術後インプラント感染の危険性も考慮しております。

つきましては、MRCNS まで治療カバーすべきかどうか抗菌薬選択のご相談をお願いできればと思います。

お忙しいところ大変恐縮ではありますが、御高診のほど何卒よろしくお願い致します。

治療経過や今後のスケジュール詳細につきましては、11 月 10 日のサマリーをご覧ください。何かありましたら、担当医（研修医▲▲ PHS777、指導医■■ PHS888）まで遠慮なくご連絡ください。どうぞよろしくお願い申し上げます。

＜例：返書文＞

整形外科
医師氏名■■先生／研修医▲▲先生侍史

こちらこそお世話になっております。ご紹介の患者様を診察いたしました。MRCNS は血液培養 2 セット、4 本中 4 本から培養され、真の菌血症と考えます。また、検査室に確認しましたところ、*E.coli* の感受性は明日には判明するようです。外観として創部は問題ないようですが、創部感染や MRCNS の持続菌血症の可能性もあり、血液培養を再検のうえ、現在の CMZ に加えて VCM は併用するのがよいと考えます。

併診させていただき、*E.coli* の感受性結果や再検の血液培養結果、治療経過などを確認しつつ、治療期間をご相談させてください。

この度は、患者様のご紹介をありがとうございました。

内科　□□　拝

TIPS
● 紹介状やコンサルテーション文の書き方、その返書の仕方にも基本型がある。

3 バイシステムを用いた症例プレゼンテーション

　刻一刻と状況や治療内容が変化する ICU 診療においては、バイタルサイン、身体所見、各種検査、その日の in/out バランス、使用デバイス、使用薬剤などを、毎日的確に把握する必要があります。

　こういった場では、基本型の症例プレゼンテーションではなく、病歴と身体所見、検査所見を簡潔にまとめた後に、プロブレムごと（by problem）ではなく臓器別（by system：バイシステム）にアセスメント・プランを述べていく方法が有効です。これを「バイシステムを用いた症例プレゼンテーション」と言います。

　バイシステムは、①神経系、②心・循環器系、③呼吸器系、④消化器系（消化管・肝臓・栄養）、⑤腎・泌尿器系（腎臓・尿路・電解質）、⑥内分泌系、⑦血液凝固系、⑧感染症系、⑨予防、⑩ To Do の順にプレゼンテーションを行います。

　ここで、バイシステムを用いたカルテ記載と症例プレゼンテーションの実例を見ていきましょう。具体的にどのようなものか例示します。

　まず、救急外来を受診し、ICU で治療開始された患者のバイシステムを用いたカルテを紹介します。

＜カルテ記載＞
【症例】50 歳女性
【主訴】発熱
【現病歴】受診当日に悪寒戦慄を伴う 38℃の発熱が出現し、K クリニックを受診した。体温 38.3℃、BP 70/50 mmHg、PR 130/ 分であり、熱源不明の発熱、ショック状態を認めたため、当院へ救急搬送された。
【Review of systems】
陽性所見：発熱、悪寒、戦慄、全身倦怠感
陰性所見：頭痛、鼻汁、咽頭痛、咳嗽、喀痰、胸痛、呼吸困難、悪心、嘔吐、腹痛、下痢、関節痛

【既往歴】

拡張型心筋症、僧帽弁閉鎖不全症（中等度）、慢性心不全

手術・外傷歴はなし

【薬剤使用歴】

エナラプリルマレイン酸塩 5 mg　1 錠分 1　朝食後

アゾセミド 30 mg　1 錠分 1　朝食後

ダパグリフロジンプロピレングリコール水和物 5 mg　1 錠分 1　朝食後

ビソプロロールフマル酸塩 0.625 mg　1 錠分　1 朝食後

【アレルギー歴】薬剤、食物ともになし

【社会生活歴】

喫煙：なし　飲酒：機会飲酒　日常生活動作：自立、職業：無職

周囲の流行疾患なし

【身体所見】身長 162 cm、体重 50 kg

意識 GCS E4V5M 6、JCS 0、体温 38.1℃、血圧 58/43 mmHg、脈拍 140 回 / 分整、呼吸数 35 回 / 分、SpO$_2$ 98％（室内気）

頭頸部：眼瞼結膜蒼白なし、眼球結膜黄染なし

　　　　咽頭発赤・腫脹なし、頸部リンパ節腫脹なし

　　　　甲状腺腫大・圧痛なし

胸部：心音 整・頻脈あり。心尖部を最強点とする Levine 3/6 の汎収縮期雑音を聴取する。呼吸音 清

腹部：平坦・軟、圧痛なし。腹膜刺激徴候なし。Murphy 徴候陰性

腰背部：脊柱叩打痛なし。肋骨脊柱角（CVA）叩打痛なし

四肢：温感湿潤あり。橈骨動脈触知微弱。下腿浮腫なし

　　　手掌・足底部に Osler 結節あり

神経：項部硬直なし、Jolt accentuation 陰性、顔面・四肢の麻痺なし

【血液検査】※↑：基準値より高値／↓：基準値より低値

WBC	21330/ μL	↑	D-dimer	2.8 μg/mL	↑
Hb	11.2 g/dL	↓	TP	5.9 g/dL	↓
Plt	11.3 × 10^4/ μL	↓	Alb	3.4 g/dL	↓
Neutro	95.3%	↑	T.Bil	1.6 mg/dL	↑
Lymph	1.1%	↓	AST	27 U/L	
PT-INR	0.98		ALT	20 U/L	
APTT	42.7 秒	↑	LDH	202 U/L	↑

ALP	231 U/L ↑		Cl	105 mEq/L
γ-GTP	189 U/L ↑		Ca	8.2 mEq/L ↓
CK	46 U/L		血糖	94 mg/dL
UN	22.0 mg/dL ↑		HbA1c	5.4%
Cr	1.58 mg/dL ↑		CRP	7.66 mg/dL ↑
eGFR	28.3 ↓		BNP	727.8 pg/mL ↑
Na	138 mEq/L		PCT	5.81 ng/mL ↑
K	3.5 mEq/L			

【静脈血液ガス】pH 7.324、pCO_2 32.1、pO_2 46.5、HCO_3^- 16.7、BE － 8.4　AG 11.5、Lac 3.2

【尿検査】尿蛋白（－）、尿糖（3＋）、尿潜血（±）、尿白血球反応（－）、亜硝酸塩（－）、沈渣白血球 1-4 ／ HPF、細菌（－）

【12 誘導心電図】洞性頻脈、心拍数 105 回 / 分、正常軸、Ⅱ・Ⅲ・aVf・V6 で ST 低下あり

【胸部 X 線写真（立位正面像）】心胸郭比 47%、両側肋骨横隔膜角（CPA）鋭、明らかな肺浸潤影なし

【胸腹部 CT】胸部：肺野に明らかな浸潤影なし、少量胸水貯留あり
腹部：肝臓・胆嚢・膵臓・脾臓・副腎・腎臓・子宮・卵巣に明らかな異常なし、腹水なし

【微生物学的検査】
インフルエンザ抗原 A（－）、B（－）　SARS-CoV2 PCR（－）
結果待ち：血液培養 2 セット、尿培養、喀痰培養

【初期評価】
qSOFA score 2 点で、敗血症を疑う状態での血圧低下あり。敗血症性ショックを念頭に、救急外来で初期蘇生対応を開始した。初期輸液としてボーラスで 1,500 mL の細胞外液を投与した。H_2 ブロッカーも投与し、各種培養検体を採取のうえ、熱源不明の重症感染症として、抗菌薬 MEPM 3g ＋ VCM 1.5 g の投与を開始し、ICU へ入院した。

【プロブレムリスト】
1 敗血症
2 拡張型心筋症、僧帽弁閉鎖不全症（中等度）、慢性心不全

【バイシステム】

神経系：意識清明で明らかな神経学的異常所見は認めない。せん妄症状の出現には注意が必要。

心・循環器系：熱源は不明だが感染症が疑われ、乳酸上昇を認める。初期輸液後も血圧 70/52 mmHg（MAP 58mmHg）と輸液反応性に乏しく、ショック状態が持続している。来院後は洞調律を維持し、心拍数は 140/分→ 105/ 分に低下。身体所見上は頸静脈怒張や両下腿浮腫は認めないが、Levine 3/6 の汎収縮期雑音を聴取し、手掌・足底部に Osler 結節を認める。
アセスメント：# 1 敗血症性ショック（感染性心内膜炎の疑い）、# 2 拡張型心筋症、僧帽弁閉鎖不全症、慢性心不全
プラン：# 1 輸液速度を 150 mL/ 時とし、ノルアドレナリン（0.05 μg/kg/ 分）投与を開始した。血圧の改善が不十分なときや乏尿が持続するようであればバソプレシンやステロイド併用も検討する。# 2 僧帽弁閉鎖不全症があり # 1 の感染源として感染性心内膜炎が疑われ、心機能評価も兼ねて経胸壁心エコーを行う。大量輸液による肺うっ血増悪があればフロセミド 40 〜 80 mg/ 日投与を検討する。

呼吸器系：呼吸数 36 回 / 分、SpO_2 98 ％（室内気）、身体所見では明らかなラ音は聴取しない。静脈血液ガス分析では pH 7.324、pCO_2 32.1、pO_2 46.5、$HCO_3{}^-$ 16.7 であり、呼吸性に代償された AG 正常性代謝性アシドーシスであった。胸部 Xp/CT では肺野に明らかな浸潤影は認めないが、少量胸水貯留を認める。
アセスメント：# 1 慢性心不全による少量胸水貯留（肺炎合併なし）
プラン：SpO_2 ＞ 94 ％を目標に呼吸状態の安定化を維持する。敗血症に対する初期蘇生での大量輸液で肺うっ血が増悪する場合には、NPPV や人工呼吸器／透析管理を考慮する。

消化器系：消化性潰瘍予防薬としてファモチジン 20 mg を静注し、現在は絶食状態としている。現時点では腹部症状はなく、身体診察上も明らかな腹部の異常所見を認めない。AST 27 U/L、ALT 20 U/L、ALP 231 U/L、γ -GTP 189 U/L であり、軽度胆道系酵素上昇は認めるが、腹部 CT では明らかな異常所見はなし。
アセスメント：# 1 ALP、γ -GTP 軽度上昇

プラン：X線陰性結石や発症早期の急性胆嚢炎の除外のために腹部エコーを施行する予定。初期蘇生が奏功すれば48時間以内に少量GFO投与などの経腸栄養を開始する予定。

腎・泌尿器系：入院後4時間時点での合計輸液量は2,100 mLのポジティブバランスで、尿量は110 mLであった。データではBUN 23.2 mg/dL、Cr 1.48mg/dL、Na 139 mEq/L、K 3.2mEq/Lであった。
アセスメント：＃1 急性腎障害（敗血症による臓器障害を考慮）＃2 低カリウム血症
プラン：＃1 感染制御を行いつつ尿量を確認しながら補液量の調整を行う。現在150 mL/時であるが尿量は30 mL/時未満であり、volume不足を考え補液を180 mL/時に変更する。
＃2 輸液でカリウム補正を行う。

内分泌系：血液検査ではTSH 1.4447 μ IU/L、free T4 0.81 ng/dLであった。血糖は100〜130 mg/dLで180 mg/dL未満であり良好にコントロールされていると考える。

血液凝固系：WBC 21,330/ μ L、Hb 11.2 g/dL、Plt 11.3 × 10^4/ μ L、PT-INR 0.98、APTT 42.7、D-dimer 2.8 μ g/mL
アセスメント：貧血、血小板減少 MCV 85.2で正球性貧血、2系統の軽度の血球減少あり、重症感染症による影響を考える。凝固系データからは現時点ではDICは考えにくい。
プラン：感染制御できずにHb 7 mg/dL未満になるようであれば輸血を行う予定。DIC合併に注意。

感染症系：発熱が主訴で来院し、熱源不明の重症感染症としてMEPM 3 g＋VCM 1.5 gの投与を開始した。抗菌薬投与後はやや解熱傾向であるが、37℃台の発熱は持続している。手掌・足底部にOsler結節を認める。
アセスメント：＃1 敗血症 僧帽弁閉鎖不全症の既往歴があり、身体所見からは熱源として感染性心内膜炎を疑う。
プラン：＃1 MRSAカバーも含め、培養結果が出るまでは現行の抗菌薬を継続する。心臓エコーで疣贅の確認を行う。

予防：臥床が長引くようであれば、ヘパリン皮下注射で深部静脈血栓症の予防を行う。また、早期からリハビリテーションを行い、運動、離床を図る。

To Do：経胸壁心エコーを行う。状態が許せば経食道心エコーも考慮する。また、腹部エコーも行う。
カリウム補正を行う。

　次に、上記の敗血症症例のバイシステムを使用した症例プレゼンテーションを提示します。

＜症例プレゼンテーション＞
　拡張型心筋症の既往がある 50 歳女性が発熱で受診し、敗血症性ショックの診断で入院しました。
　主訴は発熱です。
　現病歴です。受診当日に悪寒戦慄を伴う 38℃の発熱が出現し、K クリニックを受診しました。体温 38.3℃、BP 70/50 mmHg、PR 130/ 分であり、熱源不明の発熱、ショック状態を認めたため、当院へ救急搬送されました。
　既往には前述の拡張型心筋症があり、中等度の僧帽弁閉鎖不全症、慢性心不全を伴っております。エナラプリル（マレイン酸塩）、アゾセミド、ダパグリフロジン（プロピレングリコール水和物）、ビソプロロール（フマル酸塩）などを内服しています。
　来院時、意識清明、体温 38.1℃、血圧 58/43 mmHg、脈拍 140 回 / 分 整、呼吸数 35 回 / 分、室内気で SpO$_2$ 98％でした。身体所見で、頭頸部には異常はなく、呼吸音 清、心音 整、心尖部で Levine 3/6 の汎収縮期雑音を聴取しました。腹部には異常なく、CVA 叩打痛はなし。四肢は温感湿潤であり、橈骨動脈触知微弱で、下腿浮腫はありませんでした。手掌・足底部に Osler 結節を認めました。項部硬直はなく、Jolt accentuation は陰性、顔面・四肢に明らかな麻痺は認めませんでした。
　血液検査では WBC 21,330（好中球 95.3％）、Hb 11.2、Plt 11.3 万、PT-INR 0.98、APTT 42.7、D-dimer 2.8、AST 27、ALT 20、ALP 231、γ-GTP 189、UN 22.0、Cr 1.58、Na 138、K 3.5、血糖 94、HbA1c 5.4％、

CRP 7.66、BNP 727.8、PCT 5.81 でした。

　静脈血液ガスでは pH 7.324、pCO$_2$ 32.1、pO$_2$ 46.5、HCO$_3^-$ 16.7、BE － 8.4 AG 11.5、Lac 3.2 でした。

　尿検査では尿白血球反応と亜硝酸塩は陰性で、沈渣で白血球上昇や細菌は認めませんでした。

　心電図は、洞性頻脈、心拍数 105 回 / 分、正常軸、Ⅱ・Ⅲ・aVf・V6で ST 低下を認めました。

　胸部 X 線写真は、心胸郭比 47％、両側 CPA sharp、明らかな肺浸潤影は認めませんでした。

　胸腹部 CT では、肺野に明らかな浸潤影なく、少量胸水貯留を認めます。腹部でも熱源となるような明らかな異常は指摘できませんでした。インフルエンザ及び新型コロナウイルスの抗原検査は陰性でした。

　以上をまとめますと、拡張型心筋症の既往ある 50 歳女性が受診当日からの発熱で来院し、血液検査で炎症反応上昇を認めるものの熱源不明で、敗血症を疑う状態での血圧低下があり、敗血症性ショック状態を念頭に、救急外来で初期蘇生対応を開始しました。ボーラスで 1,500 mL の細胞外液、H$_2$ ブロッカーを投与しました。各種培養検体を採取の上で、抗菌薬は MEPM 3g ＋ VCM 1.5 g の投与を開始し、ICU 入院となりました。

　入院時のプロブレムリストとしては
　# 1 敗血症
　# 2 拡張型心筋症、僧帽弁閉鎖不全症（中等度）、慢性心不全
を挙げています。

　次に、バイシステムに移ります。

　神経系として、現時点では意識清明で明らかな神経学的異常所見は認めません。

　心・循環器系として、熱源は不明ですが感染症が疑われ、乳酸上昇を認めます。初期輸液後も血圧 70/52 mmHg（MAP 58 mmHg）と輸液反応性に乏しく、ショック状態が持続しています。身体所見上は頸静脈怒張や両下腿浮腫は認めませんが、Levine 3/6 の汎収縮期雑音を聴取し、手掌・足底部に Osler 結節を認めます。

　アセスメントとして、# 1 敗血症性ショックで感染源として感染性心

内膜炎を疑います。# 2 拡張型心筋症、僧帽弁閉鎖不全症、慢性心不全が挙げられ、プランとしては敗血症性ショックに対して 150 mL/ 時の細胞外液投与とノルアドレナリン（0.05 μg/kg/ 分）を投与しています。血圧の改善が不十分であったり乏尿が持続したりするようであれば、バソプレシンやステロイド併用も検討します。拡張型心筋症、僧帽弁閉鎖不全症、慢性心不全に対しては経胸壁心エコーを行いながら、体液管理を行い、大量輸液による肺うっ血増悪があれば、フロセミド 40 〜 80 mg/ 日投与を予定します。

　呼吸器系としては、呼吸数 36 回 / 分、SpO$_2$ 98 ％（室内気）、身体所見では明らかなラ音は聴取しません。胸部 X 線 /CT では肺野に明らかな浸潤影は認めませんが、少量胸水貯留を認めます。

　慢性心不全による少量胸水貯留（肺炎合併なし）と考えます。プランはSpO$_2$ ＞ 94 ％を目標に呼吸状態の安定化を維持します。敗血症に対する大量輸液で肺うっ血が増悪する場合には、NPPV や人工呼吸器／透析管理を考慮します。

　消化器系としては、消化性潰瘍予防薬としてファモチジン 20 mg を静注し、現在は絶食状態としています。身体診察で明らかな腹部所見の異常は認めていません。AST 27 U/L、ALT 20 U/L、ALP 231 U/L、γ -GTP 189 U/L であり、軽度の胆道系酵素上昇は認めますが、腹部 CT では明らかな異常所見はありません。ALP、γ -GTP 軽度上昇に対しては、X 線陰性結石や発症早期の急性胆嚢炎の除外のために腹部エコーを施行予定、初期蘇生が奏効すれば 48 時間以内に少量 GFO 投与などの経腸栄養を開始する予定としています。

　腎・泌尿器系としては、入院後 4 時間時点での合計輸液量は 2,100 mL のポジティブバランスで、尿量は 110mL でした。データでは BUN 23.2 mg/dL、Cr 1.48 mg/dL、Na 139 mEq/L、K 3.2 mEq/L でした。

　急性腎障害、低カリウム血症がプロブレムとして挙げられ、感染制御を行いつつ尿量を確認しながら補液量の調整を行います。現在 150 mL/ 時で輸液していますが volume 不足を考え 180 mL/ 時に変更します。低カリウム血症に関しては、輸液などで適宜カリウム補正を行います。

　内分泌系としては、血液検査では TSH 1.4447 μIU/L、free T4 0.81 ng/dL でした。血糖は目標 180 mg/dL 未満として現在 110 〜 130 mg/dL 程度であり、良好にコントロールされています。

　血液凝固系としては、WBC 21,330/ μL、Hb 11.2 g/dL、Plt 11.3

× 10^4/ μL、PT-INR 0.98、APTT 42.7、D-dimer 2.8 μg/mL でした。貧血、血小板減少 MCV 85.2 で正球性貧血、2 系統の軽度の血球減少があり、重症感染症による影響を考えます。凝固系データからは現時点では DIC は考えにくいです。感染制御できずに Hb 7 mg/dL 未満になるようであれば適宜輸血を行う予定としています。DIC 合併に注意していきます。

　感染症系としては、熱源不明の重症感染症として MEPM 3 g ＋ VCM 1.5 g の投与を開始しています。抗菌薬投与後はやや解熱傾向ですが、37℃台の発熱は持続しています。手掌・足底部に Osler 結節を認めます。僧帽弁閉鎖不全症の既往歴があり、感染性心内膜炎による敗血症を疑います。プランは MRSA カバーも含め、培養結果が出るまでは現行抗菌薬を継続します。心臓エコーで疣贅の確認を行います。

　以上です。

　バイシステムを用いた症例プレゼンテーションにおいても、Opening Statement を用いた患者 ID、主訴、現病歴から始まり、要約（患者サマリー）までを行う症例プレゼンテーションの過程は、症例プレゼンテーションの基本的事項（表 3-1 ／→ P.36）と同様です。与えられたプレゼンテーション時間に応じて、適宜内容をピックアップし、簡潔に症例プレゼンテーションを行ってください。

　なお、要約（患者サマリー）以降、バイシステムを用いた症例プレゼンテーションを行うところが、基本型の症例プレゼンテーションと異なるところです。ICU 入室後に、数日を経て毎日バイシステムで行っている患者の症例プレゼンテーションでは、簡単な入院から現在の症例サマリー（数センテンス）とその後のバイシステムによる症例プレゼンテーションで十分です。

✎TIPS
● 刻一刻と状況や治療内容が変化する ICU 診療においては、病歴と身体所見、検査所見を簡潔にまとめた後に，プロブレムごと（by problem）ではなく臓器別（by system）でのアセスメント・プランが有効。

4 症例プレゼンテーションを活かせる場面

外来診察患者の上級医へのコンサルテーション

　外来診療は病棟診療とは異なり、即座に方針を判断し、帰宅させるのか、外来での観察が必要なのか、また観察が必要な場合は次回の外来予約をいつにするのかなど、短時間での判断が求められます。特に必修化された研修医の外来研修では、随時指導医への報告・連絡・相談が必要ですし、専攻医の外来診療などにおいてもしばしば相談が必要となります。

　以下に、外来診察でのカルテ記載と、そのカルテを踏まえて、指導医へのプレゼンテーション・指導医とのやり取りの例を紹介します。

＜例：外来診察でのカルテ記載＞
【症例】31歳女性　【主訴】発熱、咳嗽
【現病歴】
受診10日前に発熱、咳嗽が出現した。受診4日前に他院でコロナウイルス抗原検査を施行され、陰性であったために対症療法で経過観察とされていた。その後も症状の改善が見られないために、当日に当院を受診した。

【Review of systems】
陽性所見：発熱、全身倦怠感、咳嗽
陰性所見：悪寒、戦慄、頭痛、鼻汁、咽頭痛、喀痰、胸痛、呼吸困難、悪心、嘔吐、腹痛、下痢、関節痛

【既往歴】特記なし　　28歳、30歳時に帝王切開歴あり
【薬剤使用歴】アセトアミノフェン500mg　1錠　発熱時
【アレルギー歴】薬剤、食物になし
【社会生活歴】
喫煙：なし、飲酒：なし

日常生活動作：自立、職業：無職

周囲の流行疾患：長男（2歳）が当日に小児科で手足口病と診断された

【身体所見】

身長 154 cm、体重 42 kg

意識 JCS 0、体温 37.6℃、血圧 98/57 mmHg、脈拍 100 回／分 整、呼吸数 20 回／分、SpO₂ 97%（室内気）

頭頸部：眼瞼結膜蒼白なし、眼球結膜黄染なし

　　　　咽頭発赤・腫脹なし、頸部リンパ節腫脹なし

　　　　甲状腺腫大・圧痛なし

胸部：呼吸音 左下肺背側部にて吸気時に coarse crackle を聴取する。心音 整、心雑音なし

腹部：平坦・軟、圧痛なし。腹膜刺激徴候なし。Murphy 徴候陰性

腰背部：脊柱叩打痛なし。肋骨脊柱角の叩打痛なし

四肢：冷感湿潤なし、下腿浮腫なし、明らかな皮疹なし

【血液検査】※↑：基準値より高値／↓：基準値より低値

WBC	18990/μL ↑		γ-GTP	20 U/L
Hb	11.7 g/dL ↓		CK	61 U/L
Plt	26.1 × 10⁴/μL		UN	9.2 mg/dL
Neutro	86.6% ↑		Cr	0.58 mg/dL
Lymph	8.8% ↓		eGFR	97.1
TP	6.9 g/dL ↓		Na	142 mEq/L
Alb	3.9 g/dL ↓		K	3.8 mEq/L
T.Bil	0.9 mg/dL ↑		Cl	103 mEq/L
AST	15 U/L		Ca	8.9 mEq/L
ALT	12 U/L		血糖	99 mg/dL
LDH	182 U/L ↑		T-Chol	110 mg/dL ↓
ALP	90 U/L ↑		CRP	10.30 mg/dL ↑

【胸部 X 線写真（立位正面像）】

心胸郭比 44%、両側肋骨横隔膜角 鋭、左下肺野に浸潤影を認める

【微生物学的検査】
尿中レジオネラ抗原（−）、尿中肺炎球菌抗原（＋）
インフルエンザ抗原 A（−）B（−）、SARS-CoV2 抗原定量（−）

【プロブレムリスト】
　＃ 1 市中肺炎
【アセスメント＆プラン】
　＃ 1 市中肺炎
　生来健康な若年女性が急性経過の発熱と呼吸器症状を主訴に来院され、肺雑音、炎症反応上昇、胸部 X 線異常を認め、市中肺炎と診断する。鑑別疾患として第一に非定型肺炎が挙げられるが、年齢 60 歳未満、基礎疾患がなく、頑固な咳の病歴があるが、胸部で異常聴診所見を認め、迅速診断法で起因菌の検出があり、WBC 10,000/ μL であることから、細菌性肺炎と考える。尿中肺炎球菌抗原陽性であり、肺炎球菌性肺炎を考える。肺炎の重症度は、A-DROP 0 点であり軽症と考え、外来での抗菌薬加療とする。次回受診のタイミングは指導医に相談して決める。

＜例：上記症例の指導医へのプレゼンテーション・指導医とのやり取り＞
A 研修医：よろしいですか？　先ほど診察した、31 歳女性　A さん　カルテ ID 20010605 の診断・治療方針の相談をさせてください。
【解説】今、質問してもよい状況かの確認、誰に関するどのような質問かを明確化しています。

B 指導医：はい。どのような症例でしたか？
A 研修医：生来健康な 31 歳女性が 10 日前から続く発熱と咳嗽を主訴に来院されました。
呼吸数 20/ 分、SpO₂ 97 ％（室内気）で、左下肺に coarse crackle を聴取しました。血液検査では WBC 18,990/ μL、CRP 10.30 mg/dL と炎症反応上昇を認め、胸部 X 線では聴診所見と一致して左下肺野に浸潤影を認めました。重症度は A-DROP 0 点のため、外来での抗菌薬治療の方針を考えています。
【解説】簡潔に症例の要約を行い、アセスメント・プランの提示をしています。

B 指導医：病歴経過と身体所見、画像からは確かに肺炎ですね。想定する起炎菌や抗菌薬はどのように選択しますか？

A 研修医：言い忘れましたが、尿中肺炎球菌抗原陽性でしたので、起因菌と考えます。アモキシシリン・クラブラン酸3錠とアモキシシリン250mg 3カプセルを分3としての処方を考えています。

【解説】治療プランの具体的内容とその理由を述べています。

B 指導医：外来の再診のタイミングはどうしますか？

A 研修医：喀痰培養を提出しており、また本日処方する抗菌薬の効果判定も含めて、4日後の外来再診を検討しています。

【解説】特に外来診療では、経過観察が必要なのか。必要な場合、いつ再診を行い、そのとき、どのような評価を行うのかが大切です。

B 指導医：わかりました。その日、再診の診察結果をまた伝えてください。治療経過がうまくいったか、一緒に確認しましょう。その時、どのように経過の評価を行いますか？

A 研修医：患者には発熱に加えて、咳嗽、喀痰などの肺炎に臓器特異的な症状の経過を次回伝えていただくようにお話しします。次回受診時は、症状の経過に加えて、胸部X線と血液検査で経過の評価をします。血液検査はWBCやCRPなどとともに、薬剤の副作用がないか、肝機能・腎機能・電解質などの一般的項目の評価を行います。また培養結果が判明していれば、それに応じて抗菌薬の変更ないし継続をご相談させてください。

B 指導医：その方針でいきましょう。

A 研修医：お時間を取っていただいてありがとうございます。では再診時、またご相談させてください。

【解説】方針確認や時間をとってもらったことなど、指導への感謝を表わしています。

ベッドサイドでのショートプレゼンテーション

　プレゼンテーションする場所は病室の中より、病室の前の廊下などのほうが、他の同室患者への情報漏洩の配慮から望ましいです。通常のチーム内での診察回診、身体診察などでの教育回診、患者方針決定のための管理回診などの状況が想定されますが、プレゼンテーション内容そのものはいずれも大

差はありません。

　名前・性別・年齢や基礎疾患などの患者プロファイルと、入院病名・入院理由をまず述べます。そして入院後日数、簡単な所見、現在のアセスメント・プランを１～２分でプレゼンテーションします。もし、身体診察などでの教育回診であれば、共有すべき身体所見などを同時に述べます。

以下に、ショートプレゼンテーションの例を挙げます。

<例：ショートプレゼンテーション１>
COPD を基礎疾患として有する 71 歳男性です。発熱、咳嗽で受診し、胸部 X 線での右下肺野、胸部 CT での右下葉の浸潤影から急性肺炎と診断し、入院 4 日目の患者です。スルバシリン３ｇを１日４回で治療開始しておりましたが、喀痰培養で BLNAR が検出され、感受性からセフトリアキソン２ｇ１日１回の治療に変更予定です。現在喫煙者で禁煙指導と、肺炎球菌ワクチン未接種者のため、退院後に接種を予定します。身体所見の特徴として、COPD に伴った、胸鎖乳突筋の発達がみられます。また、右背部背側の coarse crackles は徐々に改善していますが、まだ、少し残存しています。

<例：ショートプレゼンテーション２>
20 年来の糖尿病をもち、インスリン使用中の HbA1c 9.2％の 63 歳女性です。右下腿の蜂窩織炎で入院後 5 日目です。入院時に蜂窩織炎部位のマーキングを行い、悪化することなく皮膚所見は改善傾向です。当初、発熱、白血球・CRP の上昇を認めましたが、セファゾリン１ｇ１日３回の投与で順調に改善しています。身体所見として、蜂窩織炎の発赤・熱感・腫脹は徐々に改善しておりますが、まだ軽度残存しております。また、インスリンを同一部位に打っており、臍右部にインスリンボールを認めます。インスリン量を調節して血糖コントロールと行うとともに、同一部位への連続注射は行わないように、インスリン手技・注射部位の指導を行っております。

　BLNAR は β ラクタマーゼ非産生アンピシリン耐性インフルエンザ桿菌、COPD は慢性閉塞性肺疾患の略です。回診を行うメンバーは共通認識をある

程度持つ集団であり、共通言語として認識される略語は適宜用いてもよいです。なお、ここで指導医が「BLNARって何の略語？」と、プレゼンテーションした医師の認識・知識を確認する質問をすることで、教育効果が上がります。

また、教育・説明計画、予防計画、福祉計画についても適宜述べてください。特に高齢者でフレイル状態の患者で帰宅困難な場合やリハビリテーション中の患者については、退院後の療養先や介護・福祉プランの進行状況についても必要に応じて述べましょう。

<例>
現在退院調整中です。独居のため自宅退院が厳しく、キーパーソンである長女と相談のうえ、施設入所も視野に入れ、ソーシャルワーカーと調整中です。

緊急時のコミュニケーション

緊急でのコンサルテーションや報告など、コミュニケーションを行う場合、最低限、SBAR（Situation-Background-Assessment-Recommendation）の観点から行います。表5-3の4項目を伝えることが必要です。なお、PHSなどの対面ではない状況でのコミュニケーションでは、はじめに自分の名前と所属を伝えるのはいうまでもありません。

表5-3　SBAR

S	Situation	状況
B	Background	背景
A	Assessment	評価
R	Recommendation	提案

以下に、同じ診療チームで、患者を担当している研修医と上級医とのSBARを用いたコミュニケーションを紹介します。

＜SBARを用いたコミュニケーション例＞
－研修医Tが上級医Kに担当患者の病状について院内PHSを用いて報告

している。

研修医 T：研修医 T です。K 先生今少しお時間よろしいでしょうか。

上級医 K：今は外来診察中でちょっと手が離せないんだけど。

研修医 T：**患者さんの急変について至急ご相談させていただきたいんです。**

上級医 K：わかった。それは大変だ。今、どういう状態ですか。

研修医 T：**73 歳の男性で、うっ血性心不全で 6 日前に入院になった患者 C さんです。**昨日の時点で呼吸状態は落ち着き、酸素投与も中止できていたのですが、今朝、トイレに歩いた後に急に息苦しくなり、呼吸数も早くなり、酸素 10 L/ 分が必要な状態となりました。血圧も今朝は132/60 mmHg でしたが、現在、88/48 mmHg になっております。胸部 X 線では明らかなうっ血はありません。**私は肺血栓塞栓症の疑いがあると考えます。**できればすぐに**一緒に診察してほしい**のですが。

上級医 K：わかりました。すぐに一緒に診察して患者さんの病状を確認しましょう。

SBAR の観点より分析すると、以下のようになります。

状況（Situation）	患者さんの急変について至急ご相談させていただきたいんです。
背景（Background）	73 歳の男性で、うっ血性心不全で 6 日前に入院になった患者 C さんです。
評価（Assessment）	私は肺血栓塞栓症の疑いがあると考えます。
提案（Recommendation）	できればすぐに一緒に診察してほしいのですが。

　まず状況説明で緊急を要することを述べます。それが大事です。院内緊急コールでも、まず「緊急コール、緊急コール」と緊急であることを述べていることがほとんどだと思います。

　次に、起こったこと（患者の状況）の背景を述べます。プレゼンテーションする側の評価を述べた後に、どうしてほしいかを提案・交渉依頼します。

　緊急時のコミュニケーションであるほど、焦ってしまい、伝えたいことがうまく伝わりにくくなり得ます。この最低限の SBAR に沿って、冷静にプレゼンテーションを行いましょう。そのためには、PHS での連絡時など、普段からこの SBAR を念頭に置いたプレゼンテーションを行い、コミュニケーショ

ンを取る癖をつけておくとよいでしょう。

TIPS

- ベッドサイドでのショートプレゼンテーションでは、患者プロファイルと、入院病名、入院理由、入院後日数、簡単な所見、現在のアセスメント、プランを1〜2分でプレゼンテーションする。
- 緊急時のコミュニケーションの際には、最低限 SBAR の状況（Situation）・背景（Background）・評価（Assessment）・提案（Recommendation）の4項目を伝えることが必要。

---

5 学会発表での プレゼンテーションに活かそう

日常診療とは少し離れますが、学会発表におけるプレゼンテーションについて述べます。学会発表における抄録作成、スライド作成、ポスター作成の Tips については拙著『オールインワン 経験症例を学会・論文発表する Tips』をご参照いただければ幸いです[2]。

学会発表での聞き手は1人ではなく、多くの聴衆です。可能であれば、早い時間帯に会場入りして、会場の雰囲気、聴衆のレベルや関心度を確認したいものです。発表の上級者は、これに応じて、発表の内容や方法を変えています。また、司会者のキャラクターを掴むことが可能になります。一般に、症例発表クラスのセッションでは、司会者は発表者の支援者です。特に、質疑応答ではうまく利用させていただきましょう。司会者の質問には丁寧に答え、謝意を述べて、司会者に満足してもらうと、会場全体でも好意的な雰囲気になります。

本書の第1章でも述べましたが、伝え方の「5 finger rules」[3]（表1-2 ／ → P.5、表5-4）について注意しながら発表しましょう。

なお、学会発表の 5 finger rules では表5-4 のことに気をつけます。

発表中はできるだけ原稿を見ず、聴衆を見て話をしましょう。原稿は手元に置きますが、それは緊張で全く話せなくなったときの保険です。<u>学会の症例</u>

表 5-4　学会発表の 5 finger rules の留意点

音量（volume）	聞こえなければ意味なし
速度（speed）	適切なスピード（NHK では 1 分間に 300 文字、1 秒間に 5 文字といわれる）
つなぎ言葉（filler words）	文頭に出てくる言葉：え〜、まあ、あの〜。 文章と文章の間に出てくる言葉：え〜。 こういったつなぎ言葉を習慣的・無意識的に使用してしまう人もいるが、基本的に NG
音程（pitch）	強調したいところは音程を変える
間（interval）	内容が変わるところ、強調したいところなどは間を取る

発表の 5 〜 7 分程度の内容は記憶しましょう。 逆に、原稿を見ずに話せる構成と内容にしたほうが、聴衆に伝わりやすいです。記憶できることを前提にすると、スライドの発表内容も、不要な部分はそぎ落とされて洗練されます。

　学会発表の本番に向けては、発表前までの発表の練習が何より大事です。初めての学会発表では、読み原稿を見ながらの発表でも、もちろん構いません。しかし、学会の発表時間はせいぜい 5 〜 7 分です。**スライドを見たら、プレゼンテーション内容がすらすら言えるよう、何十回と読む練習をしましょう。** また、練習の際、発声せずに発表原稿を読んでいると、発声して原稿を読むよりも短い時間になりがちです。発表直前の何回かは、しっかり発声してプレゼンテーションの練習をすることが必要です。

　また、緊張するといつもより早口になってしまう人もいれば、いつもよりゆっくり話す人もいます。自分がどちらのタイプなのかを認識しておきましょう（もちろん、ほとんど緊張しない強者もいますが）。練習時、自分が緊張したらどうなるかを意識して、プレゼンテーション時間の調整をしましょう。早口になる人は、練習では時間をちょっとオーバーするくらい、ゆっくり話す人は時間に余裕を残してプレゼンテーションする練習をしていると、当日、時間が良い具合に収まります。

　ほとんどの学会で発表当日は発表者ツールを使えません。 つまり、パワーポイントのノートのところに、読み原稿をメモ書きしていても、発表時はそれを見ることができませんので、注意が必要です。読み原稿を持たず、発表者ツールが使えず、発表内容を忘れて舞い上がってしまう発表者を、時々見かけます。発表当日の落とし穴ですので、注意してください。

　発表会場ではたいていの場合、次演者席というのがあります。次が自分の発

表順になれば、次演者席に着いてください。発表時、まず座長の先生が、発表演題名と発表者の氏名・所属を読み上げます。読みにくい氏名・所属では、座長が間違えて呼ぶことがあります。呼び間違えられたら、訂正して発表を始めるくらいの心の余裕を持ちましょう。発表時は、聴衆の中に、何人か発表の支援者を見つけましょう。支援者は、自分の友人や同じ所属の人という意味ではなく、発表に関心を持って、うなずいて聞いている人です。前のほう、後ろのほう、左右に数名いるはずです。その人たちに順番に語りかけていきます。また、**聞き手に興味を持ってもらうように、抑揚をつけることも忘れないでください。速さの変化ではなく、声の大きさの変化や、一瞬、間を取って緊張感を作り出すことも、重要なテクニックです。**寝ている人が起きてくる、下を向いていた人がスライドを注視するようになれば、しめたものです。自分が経験して調べた内容を聴衆の皆さんに聞いてもらって、プレゼンテーションしている症例の稀さや臨床的メッセージがうまく伝わるように心がけながらしゃべってください。

では、実際の学会の発表のスライドと読み原稿を対比して提示し解説も添えます。2023 年 9 月 1 日に行われた、第 241 回日本内科学会近畿地方会での発表症例です。通常より短めである 5 分間での口述発表です。

【口述】よろしくお願いします。開示すべき COI はありません。
【解説】発表演題名と発表者の氏名・所属演題は座長がしゃべりますので、繰り返す必要はありません。

症例　75歳女性

【主訴】 発熱，左下肢腫脹．

【現病歴】
58歳時に子宮体癌に対して子宮全摘術，骨盤内リンパ節郭清術施行後．
術後両下肢リンパ浮腫に対して当院リンパ浮腫外来に通院中である．

入院4か月前と1か月前に下腿蜂窩織炎に対して抗菌薬治療歴がある．
今回，入院当日からの発熱，左下肢の発赤腫脹があり，体動困難のため
救急搬送された．

【アレルギー歴】
造影剤アレルギー，アルコール．

【口述】症例は 75 歳女性。主訴は発熱、左下肢腫脹です。子宮体癌に対する
子宮全摘術、骨盤内リンパ節郭清術施行後で、術後の両下肢リンパ浮腫に対し
て当院リンパ浮腫外来に通院中でした。入院 4 か月前から下肢蜂窩織炎に対
して 2 度の抗菌薬内服治療歴があり、今回、入院当日からの発熱、左下肢の
発赤腫脹、体動困難のため救急搬送となりました。アレルギー歴は提示の通り
です。

【解説】主訴はしっかり述べてください。現病歴の最初に、患者プロファイル
を述べて、患者背景をわかりやすくしています。プレゼンテーションの基本型
同様、Opening Statement を述べることで、聞き手の興味を惹きつけます。
本発表では重要でないアレルギー歴はさらっと終えています。

症例　75歳女性

【既往歴/併存疾患】
子宮体癌術後 (18年前に開腹術)，
胆石性膵炎 (9年前，3年前)，胆嚢摘出術 (3年前)，
2型糖尿病，脂質異常症，便秘症．

【薬剤使用歴】
インスリンアスパルト 22単位/日，インスリングラルギン 9単位/日，
グリメピリド 1 mg/日，プラバスタチン 10 mg/日，ロキソプロフェン 180 mg/日，
テプレノン 150 mg/日，酸化マグネシウム 660 mg/日，酪酸菌錠 2錠/日，
ゾピクロン 7.5 mg/日，アルプラゾラム 0.4 mg/日．

【社会生活歴】
喫煙:なし．飲酒:なし．
日常生活動作:両下肢リンパ浮腫のため歩行器歩行，他は自立している．

【口述】既往歴、併存疾患として先ほど述べた子宮体癌の他、胆石性膵炎に対する開腹胆嚢摘出術を施行されています。現在は数十年来の2型糖尿病、脂質異常症、便秘症に対し加療をされています。社会生活歴としては、両下肢リンパ浮腫のため歩行器歩行での生活でした。

【解説】子宮体癌は Opening Statement でも出てきますので、さらっと述べる程度です。2型糖尿病は感染症リスクとして述べています。薬剤使用歴はさして重要でない点と全体の発表時間の兼ね合いで割愛しています。両下肢リンパ浮腫のため歩行器歩行は要因として少し重要度が上がると考えて口述しています。

受診時現症

意識清明, 体温 38.4℃, 血圧 148/64 mmHg, 心拍数 107/分,
呼吸数 20回/分, SpO$_2$ 96%(室内気).

心　音　：　整, 心雑音は聴取しない.

呼吸音　：　清, 副雑音は聴取しない.

腹　部　：　膨隆あり. 右季肋部及び臍下に手術痕あり.
　　　　　　恥骨結合部に圧痛あり.

四　肢　：　左下肢優位に両側下肢腫脹あり. 左下肢全体に発赤, 熱感あり.

【口述】受診時現症です。バイタルサインでは 38.4℃の発熱を認めました。身体所見では、左下肢優位の下肢腫脹と発赤、熱感を認めました。また、恥骨結合部にも圧痛を認めました。

【解説】感染症症例ですし、重要なバイタルサインは述べましょう。他には、診断と関連する恥骨結合部の圧痛と左下肢の所見について述べています。時間の都合上、他の異常のない身体所見は割愛しています。

受診時現症

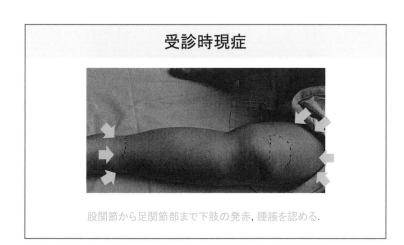

股関節から足関節部まで下肢の発赤, 腫脹を認める.

【口述】左下肢所見を示しますが、このように股関節部から足関節部までの下肢の発赤、腫脹を認めました。

【解説】左下肢の蜂窩織炎所見を肉眼的にわかりやすく提示して、前出の身体所見を補足・強化しています。

血液検査

血算			生化学			
白血球	20,800 /μL	TP	5.7 g/dL	CRP	8.9 mg/dL	
好中球	67.5 %	Alb	1.6 g/dL	Glu	284 mg/dL	
リンパ球	25.5 %	総ビリルビン	0.4 mg/dL	HbA1c	8.1 %	
赤血球	387 万/μL	AST	17 U/L	PCT	0.06 ng/mL	
Hb	10.6 g/dL	ALT	13 U/L	BNP	27.2 pg/mL	
Ht	34.4 %	LDH	162 U/L			
血小板	33.3 万/μL	BUN	12.3 mg/dL			
凝固		Cr	0.42 mg/dL			
PT-INR	1.00	Na	137 mEq/L			
APTT	24.8 秒	K	3.4 mEq/L			
D-dimer	1.7 μg/mL	Cl	99 mEq/L			
		Ca	7.9 mEq/L			

【口述】血液検査です。白血球 20,800、CRP 8.9 と炎症反応の上昇を認めました。来院時血糖値は 284、HbA1c は 8.1％でした。

【解説】こちらをすべて述べると時間がかかってしまいます。恥骨結合炎および下肢蜂窩織炎としてキーとなる、炎症反応と糖尿病・血糖に関する所見を述べるにとどまっています。

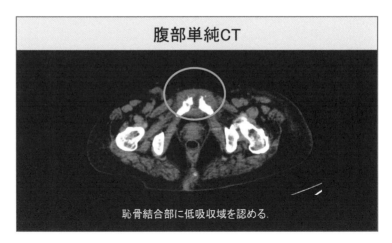

【口述】腹部単純CTでは恥骨結合部に低吸収域を認め、周囲骨の一部融解を
認めていました。

【解説】こちらはCTでの異常所見を淡々と述べて画像による診断の強化を行っ
ています。

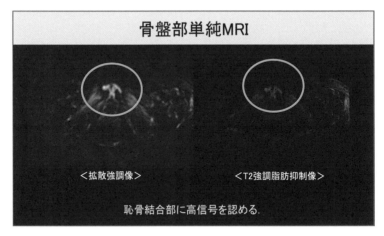

【口述】骨盤部単純MRI拡散強調像、脂肪抑制像では、単純CTと同様の恥骨
結合部に高信号を認めました。

【解説】こちらもCTと同様にMRIでの異常所見を淡々と述べて画像による診
断の強化を行っています。

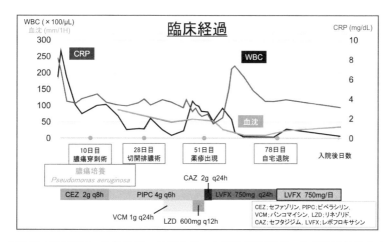

【口述】下肢所見、画像検査の結果より、左下肢蜂窩織炎、化膿性恥骨結合炎の疑いと診断しました。

　臨床経過です。入院後より、セファゾリンで加療を開始し、第10病日に膿瘍穿刺術を施行しました。膿瘍より *Pseudomonas aeruginosa* が検出され、化膿性恥骨結合炎の診断となりました。蜂窩織炎についてはセファゾリンで経過良好であり、皮膚所見の改善も得られていたため感受性を考慮しピペラシリンに抗菌薬を変更しました。その後第28病日に恥骨結合部の切開排膿術を施行しました。ピペラシリンが被疑薬と考えられる湿疹が出現したため、第51病日に抗菌薬をセフタジジム、その後、レボフロキサシンに変更しました。尿路感染症の合併に対して、バンコマイシン、リネゾリドを追加し、また薬疹に対してステロイドを使用し白血球数は一時的に上昇しましたが、ステロイド終了とともに改善を認めました。その後も抗菌薬加療を継続し、炎症反応の再上昇なく経過し、レボフロキサシンを内服に切り替えて第78病日に自宅退院しました。

【解説】経過表は画像だけのスライドに比し、多くの情報を盛り込んでいます。このため、ポインターで図示するなどして、いつの何についてしゃべっているのかをしっかりわかるように時間をかけてプレゼンテーションを行います。

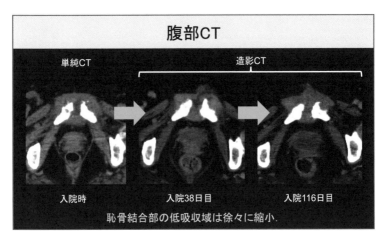

腹部CT

単純CT　　造影CT

入院時　　入院38日目　　入院116日目

恥骨結合部の低吸収域は徐々に縮小.

【口述】腹部 CT では、膿瘍ドレナージ術や抗菌薬加療の継続により、初期には指摘できた恥骨結合部の低吸収域の縮小を認めました。

【解説】経過表の補足として画像の経過を述べています。視覚的に膿瘍の縮小がわかります。予演会の時点では MRI 画像の経過も用意していましたが、CT だけでも十分に視覚的に訴えられること、全体のプレゼンテーション時間も考慮し、学会発表本番では割愛しました。

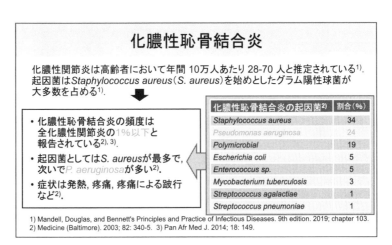

化膿性恥骨結合炎

化膿性関節炎は高齢者において年間 10 万人あたり 28-70 人と推定されている[1].
起因菌は*Staphylococcus aureus*（*S. aureus*）を始めとしたグラム陽性球菌が大多数を占める[1].

- 化膿性恥骨結合炎の頻度は
  全化膿性関節炎の1%以下と
  報告されている[2), 3)].
- 起因菌としては*S. aureus*が最多で,
  次いで*P. aeruginosa*が多い[2)].
- 症状は発熱, 疼痛, 疼痛による跛行
  など[2)].

化膿性恥骨結合炎の起因菌[2)]	割合(%)
Staphylococcus aureus	34
Pseudomonas aeruginosa	24
Polymicrobial	19
Escherichia coli	5
Enterococcus sp.	5
Mycobacterium tuberculosis	3
Streptococcus agalactiae	1
Streptococcus pneumoniae	1

1) Mandell, Douglas, and Bennett's Principles and Practice of Infectious Diseases. 9th edition. 2019; chapter 103.
2) Medicine (Baltimore). 2003; 82: 340-5.　3) Pan Afr Med J. 2014; 18: 149.

【口述】考察です。化膿性関節炎は高齢者において発症が報告され、起因菌として *Staphylococcus aureus* などのグラム陽性球菌が最多とされています。その中でも化膿性恥骨結合炎は 1 % 以下と比較的頻度の少ない疾患で、*Staphylococcus aureus* に次いで *Pseudomonas aeruginosa* が起因菌として多い

とされています。症状としては発熱などの全身症状のほか、疼痛やそれに伴う跛行症状を認めます。

【解説】スライド自体は文字ばかりにならないように、図表で提示する工夫が必要です。ただし、解説の口述がないと理解できないくらいまで内容を単純化することは、聞き手に伝わりにくくなります。勉強のためのスライドとしてある程度文字が増えるのは仕方ないですが、全体の発表時間を踏まえ、キーでない箇所は、スライドに記載しているが、プレゼンテーションでは触れないということも許容されます。

【口述】*Pseudomonas aeruginosa* 感染は一般的に易感染性や慢性消耗性疾患の患者において高い病原性を示すことが知られており、危険因子として免疫抑制状態の他、糖尿病などが挙げられています。

　また化膿性恥骨結合炎全体としては尿失禁に対する手術歴やアスリートが危険因子とされていますが、特に *Pseudomonas aeruginosa* 感染においては静脈内薬物使用の他、骨盤部手術歴が危険因子とされています。

【解説】*Pseudomonas aeruginosa* 感染の一般論、その後、化膿性恥骨結合炎全体のリスク因子として一般論を述べた後に、*Pseudomonas aeruginosa* 感染による化膿性恥骨結合炎全体のリスク因子の各論を述べています。スライドの作成の段階で、このような論理構成のステップをしっかり考慮したうえでスライドを作成し、理論的にプレゼンテーションを行うことが重要です。この理論が理解しやすいほど、聞き手となる学会の聴衆も内容にうなずきながら、聞き入ってくれます。

考 察

本症例における危険因子

子宮全摘術
（骨盤部悪性腫瘍手術歴）

糖尿病
（HbA1c 8%台）

蜂窩織炎に対する
複数回の抗菌薬治療歴

恥骨結合部の
P. aeruginosa 感染

【口述】本例では、化膿性恥骨結合炎において *Pseudomonas aeruginosa* 感染の危険因子となる骨盤部悪性腫瘍の既往歴の他、一般的な *Pseudomonas aeruginosa* 感染を起こしやすい治療歴の長い糖尿病や蜂窩織炎に対する複数回の先行抗菌薬投与歴などの背景があり、恥骨結合部の *Pseudomonas aeruginosa* 感染を十分想起する必要のある症例でした。

【解説】スライドは単純化して、本症例が有する *Pseudomonas aeruginosa* 感染への危険因子を表で提示し、恥骨結合炎を来しやすい状況であったことを図示して、わかりやすくまとめています。考察部分は、疾患や治療の一般論だけではなく、本症例ではどうだったかという考察を必ず入れて一般論→発表症例の特異性へという流れが好ましいです。

結 語

✓ *Pseudomonas aeruginosa* による比較的稀な化膿性恥骨結合炎の1例を経験した.

✓ 患者背景も考慮しつつ起因菌を意識した診療が重要である.

【口述】結語です。*Pseudomonas aeruginosa* による比較的稀な化膿性恥骨結合炎の一例を経験しました。患者背景から起因菌を意識した診療が重要であると考えました。

【解説】一般論→発表症例の特異性→そして結語でまた本症例から得られた一般論としての診療へのメッセージという流れが好ましい学会発表の流れです。この点が論文における、症例の稀有性のみを強調することとは大きく異なります。

　結語の内容を述べない、「結語です、以上です」という発表をしばしば見かけます。内容を盛り込みすぎた発表でしばしば起こりうることです。十分に内容を吟味し、削れる箇所をしっかり削っても発表の制限時間が短いために、どうしても結語を述べることを削らざるを得ない症例発表は存在します。しかし、しっかりと見返して、削れる箇所を削ることで、聞き手にとって、より伝わりやすい内容になります。そのうえで、できるだけ発表の臨床的なメッセージとしての結語をしっかり述べられるように時間配分を行いましょう。発表内容をしっかり吟味し、重要な情報は不足なく盛り込み、余分な情報はスライドに盛り込まない、あるいは盛り込んでも、プレゼンテーションでは述べないなどの内容吟味、発表準備が必要です。症例のキーをいかに聞き手に伝わるようにプレゼンテーションするかを考えて、スライド作成や当日のプレゼンテーションの準備をしましょう。

　学会発表では、自分自身のプレゼンテーション後に、発表に対する質疑応答などがあります。せいぜい 3 分程度ですので、1 つか 2 つの質問のみに答えることになります。質問が多いほど、また座長ではなく聴衆の中から質問があるほど、聞き手が興味を持ってくれたということです。稀にちょっと意地悪な質問がくることもありますが、多くはその症例の認識を深めてくれる質問であったり、教育的な質問だったりします。

　質問者は、しっかり氏名と所属を述べて「貴重な症例提示をありがとうございます」から質問を始めていただきたいですし、建設的な議論をしてほしいです。

　また、**発表者としての返答ではまず、「ご質問、ありがとうございます」から始めましょう。** しっかり準備を行い、質問には適切に返答したいですが、どうしても返答が難しい質問もあります。

　その際は逃げ文句（？）として、「貴重なご質問ありがとうございます。その点については十分に検討できていませんでした。今後の検討課題とさせてください」と答えるのがスマートです。

発表者が返答可能な質問に窮する場合、優秀演題賞の候補者としての発表であれば、その受け答えも採点・評価対象になることが多く、発表者自身での対応が望ましいです。一方、そうでない通常の発表であれば、共同演者の上級医がしっかり代理で返答しましょう。そのことで、**質問者と症例を通じたコミュニケーションが取れ、より症例理解がお互いに深まります。**

　学会発表は慣れも大切です。卒後 10 〜 15 年目ぐらいまでは、自分が筆頭発表者での発表を年に 1 〜 2 回はしておきたいものです。6 年目くらいになると慢心して、自分が筆頭で発表しないことがよくあります。自分で緊張して発表して、質疑応答に答える準備をしない限りは、発表のプレゼンテーション能力は向上しません。むしろ退化します。後進の指導も当然大切で、行う必要がありますが、**自分自身が発表し続けない限りは、有効な指導ができなくなります。**私自身は、2020 年以降は、ほぼ年間 50 演題以上の学会発表に携わっていますが、年間 2 〜 3 回は筆頭発表者での発表を続けています。

> 📢 **TIPS**
> ● 学会発表での聞き手は多くの聴衆。会場全体が好意的な雰囲気になるようにトレーニングする。発表時間を意識しながら、しっかりスライド内容と口述内容の推敲を行い、伝え方の「5 finger rules」に注意しながら発表する。

参考文献
1) 鄭 東孝 . 紹介状および返事の作成 . medicina 増刊号 . 2003; 40: 497-501.
2) 見坂恒明 . オールインワン 経験症例を学会・論文発表する Tips. 第 3 章 学会発表に向けて . 金芳堂 , 2020. pp. 61-136.
3) 松尾貴公 , 他 . あの研修医はすごい！と思わせる　症例プレゼン―ニーズに合わせた「伝える」プレゼンテーション . 羊土社 , 2019. pp. 49-54.

Column.5

プレゼンテーション能力の向上のためには？

　プレゼンテーション能力は、基本型をしっかり身につけ、回数をこなすことで向上します。学年が上であるほうが、プレゼンテーションは上手そうには見えますが、そこはプレゼンテーションをどれだけ回数をこなしたかということが大切です。また、行ったプレゼンテーションについて、プレゼンをしっぱなしではなく、適切にフィードバックをうけることも大切です。プレゼンテーション内容は、臨床推論の能力とも直結するため、プレゼンテーション能力の向上は、臨床能力の向上にも寄与します。まずは基礎・基本を徹底することが大事です。

　千利休は守破離の精神の中でも「規矩作法守りつくして破るとも、離るるとても本（もと）を忘るな」といっています。

表コラム 5-1　守破離

【守】	まず無意識にできるまで基本を徹底的に習得する。	基本の域
【破】	次第に基本を破り、応用（転用）できるようになる。	応用の域
【離】	枠を離れて自分なりの境地を創造する。 ※しかし根源の精神は決して忘れない（基本精神）	創造の域

欧文・数字索引

日本語索引

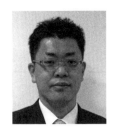

執筆者プロフィール

見坂恒明 （けんざか　つねあき）

1975 年生まれ。2000 年自治医科大学医学部卒業。大学時代は陸上競技中距離で、日本選手権・日本インカレ・国体出場、関東選手権優勝、関東インカレ入賞など、競技に没頭。兵庫県立淡路病院で初期研修の後、公立和田山病院、公立村岡病院で勤務。公立豊岡病院総合診療科立ち上げ。日本一の出動を誇る同院ドクターヘリ立ち上げにも関与。2010年 10 月より母校の自治医大に戻り、地域医療学センター総合診療部門助教、講師、また自治医大附属病院総合診療内科病棟医長を経て、2014 年より同部門准教授。2015 年より現職の神戸大学大学院医学研究科 医学教育学分野　地域医療支援学部門 特命教授に着任し、兵庫県立柏原（かいばら）病院地域医療教育センター長を兼任。2019 年に柏原病院は兵庫県立丹波医療センターとして新築移転した。大学時代の競技へのエフォートを診療や教育に注ぎ、丹波医療センターを拠点に診療・教育・研究を行う傍ら、豊岡病院総合診療科の指導や初期研修医の指導などを行っている。また、丹波医療センターが基幹の兵庫県地域医療総合診療専門医プログラムの責任者として総合診療医育成に注力し、専攻医・専攻修了医数は全国有数を誇る。

賞　罰：

2012 年度　自治医科大学附属病院臨床研修 優秀指導医賞
2013 年度　自治医科大学教務委員会 最優秀教員賞
2018 年度　医学生・研修医の日本内科学会ことはじめ 2018 優秀指導教官賞
2019 年度　医学生・研修医の日本内科学会ことはじめ 2019 優秀指導教官賞
2020 年度　医学生・研修医の日本内科学会ことはじめ 2020 優秀指導教官賞
2021 年度　医学生・研修医の日本内科学会ことはじめ 2021 優秀指導教官賞
2022 年度　医学生・研修医の日本内科学会ことはじめ 2022 優秀指導教官賞
2020 年度　医燈会 地域医療奨励賞（教育部門）
2021 年度　第 23 回日本病院総合診療医学会学術総会 育成賞（指導医）
2022 年度　第 9 回やぶ医者大賞

主な認定など：

日本内科学会認定内科医・総合内科専門医・指導医
日本プライマリ・ケア連合学会認定医・家庭医療専門医・指導医
日本病院総合診療医学会認定医・指導医
日本専門医機構総合診療専門医・指導医
日本循環器学会専門医
日本感染症学会専門医・指導医

メッセージ：

「カンファレンスの議論でわからないことの多くの答えは、ベッドサイドの患者にある」。患者さんの声に耳を傾ける病歴聴取、視診から始まる身体診察により多くの情報が得られます。一方、「上医は国を医し、中医は民を医し、下医は病を医す」の通り、国や地域という大局的な見方や未病への取り組みも大切です。

即役立つ!
絶対身につけたい効果的な症例プレゼンテーションの仕方とその応用

2024 年 4 月 25 日　第 1 版第 1 刷 ©

著者……………見坂恒明　KENZAKA, Tsuneaki
発行者…………宇山閑文
発行所…………株式会社金芳堂
　　　　　　　　〒 606-8425 京都市左京区鹿ヶ谷西寺ノ前町34番地
　　　　　　　　振替　01030-1-15605
　　　　　　　　電話　075-751-1111（代）
　　　　　　　　https://www.kinpodo-pub.co.jp/
組版……………株式会社データボックス
印刷・製本……モリモト印刷株式会社

落丁・乱丁本は直接小社へお送りください. お取替え致します.

Printed in Japan
ISBN978-4-7653-1994-2